ビジュアル
臨床補綴・歯周治療の
マネジメント

「咬合」と「天然歯のパフォーマンス」の調和

田中 秀樹 著

クインテッセンス出版株式会社　2019

QUINTESSENCE PUBLISHING

Berlin, Barcelona, Chicago, Istanbul, London, Milan, Moscow, New Delhi, Paris, Prague, São Paulo,
Seoul, Singapore, Tokyo, Warsaw

クインテッセンス出版の書籍・雑誌は，歯学書専用通販サイト『歯学書.COM』にてご購入いただけます．

PCからのアクセスは…

歯学書　検索

携帯電話からのアクセスは…

QRコードからモバイルサイトへ

はじめに

　人生100年という超高齢社会を迎えた現在，歯科治療のあり方も大きく変遷しようとしています．「できるだけ自分の歯を残したい」，「年を重ねてもいつまでも健康で綺麗な口元でいたい」と思う気持ちは，皆同じではないでしょうか．セカンドライフを迎えようとする50代から60代に歯科治療に費用と時間をかけて，80代で再治療が必要になった際に，生活環境も体力や健康状態も変わってしまった時，口腔内が大きく変化し，「噛めない」，「再治療には何本もの抜歯が必要だけど，すぐに抜歯は難しい」，「満足のいく治療方法だと，治療費が高額で出せない」などの状態になってしまうと，患者さんはとても惨めで，悲しい思いを抱くことになるでしょう．できれば，一生美味しく食事を楽しむことができ，快適で健康的な口元で，活き活きと生きることをサポートできる歯科医療者でありたいと思います．すべての生き物は，食べることができなくなった時点で死を迎えます．しかしヒトは，ただ生きているだけでは満足できず，生きがいを求めます．生きがいを感じ，それが多幸感となり，いつまでも若くて健康でいたいという欲望につながります．そして多くの人は，最後はありのままの自分と向き合い，誰もが避けることができない加齢と老化を受け入れ，ゆっくりと悔いなく最期を迎えることを望んでいるでしょう．この生きがいをサポートできることこそが，歯科医療の大きな役割の一つではないでしょうか．

　咬合がうまくいかないと，顎顔面神経筋機構のみならず，顔貌の調和や体全体のバランスにも大きな影響を及ぼします．さらに咬合がうまくいっていなければ，歯周病治療もうまくいきません．成人歯列矯正治療を行う場合は，歯周病の管理がうまくいっていなければ失敗に終わることもあります．すなわち，全身の姿勢，顎口腔系組織，顎関節，咬合，歯列，歯周組織，歯が相互に影響し合って病態を引き起こしています．また同じ病態であっても，患者さんのライフステージと価値観によって治療方法は異なります．われわれ歯科医療人の目標は，これらを総合的に診断して，個々の患者さんにとって最適で最善の治療方法を選択し，総合的な視点から最善の治療結果へと導くことであり，生きがいのある人生をサポートする立場になることではないでしょうか．筆者は，歯列矯正，歯周外科，補綴治療までを，すべて筆者自身で行っていますが，これからの歯科医療では，同じ価値観を共有できる専門医間での連携で総合歯科医療を実現することも，客観的に情報共有できるという意味で有効でしょう．それらを実現するためには，それぞれの立場で同じレベルの知識と技術を持った専門医同士が客観的に評価でき，規格性のある資料が必要になります．そのことを皆さんの臨床で実現するために，本書が少しでもお役に立てば幸いに思います．

2019年9月

福岡市開業　医療法人 S&H 田中ひでき歯科クリニック　理事長

田中秀樹

推薦のことば

　田中秀樹先生が『ビジュアル　臨床補綴・歯周治療のマネジメント　「咬合」と「天然歯のパフォーマンス」の調和』という書籍を出版された．

　われわれは日頃1〜2本の歯の治療であれば，何気なくマージンフィットや対合歯との咬合関係を調整して，補綴物を装着して済ませる．よほどのことがない限り，それで問題が起こることはまずない．ところが，さまざまな理由で歯科医院を転院しながらいつの間にか口腔内の補綴物が増え，気が付くと多数歯欠損となり，上下に多くの補綴物が装着されている．そのような患者さんが結構いるのである．

　一歯単位で別々の歯科医師によって装着された多数の補綴物は，顎位・咬合の立場からすると微妙にずれてきており，患者さんの何かよく解らない違和感へとつながることが多い．そのような長期経過のなかで，ある日突然口が開かない，咀嚼時の顎関節痛，睡眠障害などさまざまな症状を訴えて来院される患者さんは少なくない．そういった患者さんの治療は本当に厄介で，その絶対的に確実な治療法があるわけではない．しかし，誰かがその悩みを解決してあげなければ患者さんも困る．

　田中先生はそういった患者さんに対してさまざまな対応をしてきたが，どうやらその論理と治療法を誰もが理解できる形でまとめることができたようである．

　彼の医院はすべて院内技工である．補綴物の審美性，機能性，恒常性を保ち，なおかつ神経筋機構に違和感なく安定した状態を保つためには，それにふさわしい補綴物を装着しなくてはならない．当然，歯科医師と歯科技工士の対等な関係の中でのディスカッションが必要である．彼は自分の咬合補綴治療を実現させるために，自院の歯科技工士とのコミュニケーションを特に重要視し，知識と技術を兼ね備えた素晴らしい歯科技工士を育て上げた．提示してある症例はすべて彼らの作品である．

　私も，現在地で開業して47年が過ぎた．当然，術後経過30年，40年の患者さんが多い．それらの患者さんの治療を振り返ると，セカンドステージを考えた歯科治療戦略はきわめて重要である．長期経過の中でメインテナンスしながら，20年単位での再治療を患者さんに説明し，了解を得ておかなくてはならない．そういった意味でも，彼のセカンドステージを考えた歯科治療戦略は貴重な意見であり，アドバイスであろう．

　「臨床補綴・歯周治療のマネジメント」というタイトルの書籍ではあるが，実は中身はそれだけではない．エックス線画像，エンド，再生療法，インプラント，審美，矯正，そして顎運動，どれをとってもずば抜けた素晴らしい治療の数々である．

　筆者の主張は，補綴治療を極めるというのは，ベーシックな基本治療を徹底的に行ったうえでの話であり，それなくして長期に安定した補綴治療はあり得ないということである．デンタルエックス線写真，パノラマエックス線写真，そしてCT画像との相関関係を詳しく述べているが，まさにそのとおりである．これらの画像診断からスタートして将来のトラブルを未然に防ぎ，顎位の改善を行うことによって，ゆがんだ顔貌を修復し，美しい顔貌へと変化させる．まさにそれらを論理と実践でまとめた画期的な書籍である．

2019年9月

北九州市開業　下川　公一

Contents

はじめに …………………………………………………………………………………………… 3

推薦のことば ……………………………………………………………………………………… 4

CHAPTER 1 治療フェーズにおける歯科医療のフィロソフィ

1．患者のライフステージと価値観からみた現在の歯科治療のあり方 …… 10

1 人生100年時代の歯科医療を考える ……………………………………………… 10

2 口腔と全身の健康の関係が明らかに ……………………………………………… 11

3 患者のライフステージと価値観によって変わる歯科診療 …………………… 13

2．セカンドステージを考えた歯科治療戦略 ………………………………… 15

1 患者のセカンドステージを考えた歯科治療を ………………………………… 15

2 セカンドステージを考慮したケースからわかること ………………………… 17

症例1 セカンドステージを考え，再治療介入とメインテナンスが
容易なオーバーデンチャーを選択 ……………………………………… 17

症例2 セカンドステージを考え，マグネットデンチャーを選択 ………………… 22

3．エイジングと歯科医療 ………………………………………………………… 27

CHAPTER 2 検査・診断の必須事項と基本事項

1．歯周・補綴治療に必要な診査項目 ………………………………………… 30

1 歯周・補綴治療の目的と診査項目 ………………………………………………… 30

2．基礎資料による診査 …………………………………………………………… 34

1 患者とのコミュニケーションツールとしてのエックス線画像 ……………… 34

2 より効果的なインフォームドコンセントと治療効果，結果説明 …………… 36

症例1 歯周再生治療と歯軸の改善と咬合力のコントロール ……………………… 38

Contents

3 デンタルエックス線写真から見えるもの 43

症例2　病変部位の再生の観察・評価 47

症例3　治癒の観察・評価により保存的治療へ 48

症例4　歯内治療後の根尖周囲の歯槽骨梁の変化に注目 49

4 歯科用コーンビームCTから見えるもの 50

5 CT画像診断で歯科治療は変わった 52

症例5　上顎臼歯部におけるインプラント埋入（歯内治療を確実に行う） 56

症例6　下顎臼歯部の感染根管治療とCBCT 61

6 スタディモデルから見えるもの 62

CHAPTER 3

検査・診断：実践編①
歯周治療と咬合・矯正治療

1．歯周検査・診断時に知っておきたい咬合の観点とは？ 66

1 咬合力が歯周組織に与える影響 66

2 歯周治療と咬合力のコントロール 70

症例1　歯周再生治療と咬合力のコントロール 71

3 咬合力に対する歯根膜の反応 75

症例2　自家歯牙移植症例で経験した歯根膜の再生 76

4 歯周組織破壊と咬合性外傷の関係 78

5 歯周再生治療と歯根膜の活性化 79

症例3　咬合調整とメインテナンスが奏功したケース 80

2．歯周治療と矯正治療 82

1 矯正治療と歯周組織の関係 82

症例4　歯周再生治療における咬合治療と矯正治療の効果的応用 83

2 重度歯周炎への対応 90

症例5　重度歯周炎に歯周再生治療と矯正治療を応用した症例 90

3 成人矯正治療でとくに注意すべき歯肉退縮 97

症例6A　矯正治療後の歯肉退縮を主訴に来院し，患者に根面被覆術を行った症例 98

症例6B　矯正治療後の歯肉退縮を主訴に来院し，患者に根面被覆術を行った症例 99

症例7　矯正治療による歯肉退縮とブラックトライアングルの問題を
CTGによる根面被覆術とラミネートベニアで改善 100

症例8　下顎前歯の歯肉退縮にModified Coronally Advanced Tunnel (MCAT)
Techniqueを行った症例 102

| 症例 9 | 歯列と咬合関係を矯正治療で改善して補綴治療した症例 | 104 |

3．審美的観点から 107

1 歯肉の診断と治療方法 107

| 症例 10 | 前歯部審美の改善症例 | 112 |

| 症例 11 | Maynard 分類の Type 4 で 1 2 の歯根部付近の歯肉の変色に CTG を応用した症例 | 114 |

| 症例 12 | 歯列と歯のポジション | 116 |

2 補綴前に注意すべき点 118

CHAPTER 4
検査・診断：実践編②
咬合と顎位の診査

1．補綴的（咬合）検査・診断時に知っておくべきこと，すべきこと 122

1 補綴治療に必要な検査とは？ 122

| 症例 1 | 15年間のわずかな変化の観察・評価 | 124 |

2 診断エビデンスから見る理想的咬合論と理想的咬合面形態 126

2．中心咬合位における上下顎対合歯間の咬合接触関係 132

1 咬頭と窩の関係 132

2 咬合平面と調節湾曲 135

| 症例 2 | スプリント治療と咬合高径の挙上を行った症例 | 136 |

3．安定した顎位と理想的顎位 139

1 咬合は変わる，歯は動く，歯は近心舌側傾斜していく 139

2 歯列弓と咬合高径と咀嚼器官の関係 140

Contents

CHAPTER 5 天然歯のパフォーマンスを知れば臨床は変わる

1. 天然歯のパフォーマンス――――――――――――――――146

- **1** 患者のライフステージとコンセプトのある天然歯の保存と補綴設計が重要 ――146
- **2** 天然歯のパフォーマンス（Tooth Performance）とは――――――――147
- **3** 天然歯のパフォーマンスを考慮することでインプラント補綴はどう変わるか――150
  - 症例1 天然歯質の保存にもっとも効果的なインプラント補綴症例――――150
  - 症例2 臼歯部インプラントに隣在する天然歯のパフォーマンスが低い症例――152
  - 症例3 前歯部根管処置歯のパフォーマンスから欠損補綴を考えた症例――154
- **4** 天然歯のパフォーマンスを考慮した咬合・欠損補綴治療――――――157
  - 症例4 天然歯のパフォーマンスを考慮し，補綴治療再介入時期と治療方法を
    患者と共有した症例から ――――――――――――――158

2. 天然歯のパフォーマンスを考慮し，抜歯か保存かを考える――――164

- **1** 抜歯基準――――――――――――――――――――164
  - 症例5 破折歯の矯正的挺出を行い，保存的治療を行った症例――――166
  - 症例6 破折歯に対し保存的治療を行った症例――――――――168
  - 症例7 Key ToothにGTRを行い保存した後，22年経過した症例――――170

CHAPTER 6 顔面頭蓋と顎位の関係を理解すれば臨床がわかる

1. 顔面頭蓋と顎位の関係――――――――――――――――176

- **1** 治療前に知っておきたい顔面頭蓋と顎位の関係――――――――176
- **2** 顔面頭蓋のゆがみと顎位は密接に関係する ――――――――186
- **3** 頭蓋骨のゆがみと顎位，顔貌の関係とその生体反応――――――188
  - 症例1 歯列矯正で，顎位と顔貌が大きく改善された症例――――――189
  - 症例2 咬合治療により顎位と顔貌のゆがみを改善した症例――――――193
  - 症例3 頭蓋骨の生理学的調和を考慮したアプローチが治療結果を
    大きく左右したケース ――――――――――――――198
- **4** 咬合が全身のバランスへ与える影響を認識しておくことが重要――――205

おわりに ――――――――――――――――――――――――207

索引――――――――――――――――――――――――――――208

CHAPTER

1

治療フェーズにおける歯科医療のフィロソフィ

1 患者のライフステージと価値観からみた現在の歯科治療のあり方

1 人生100年時代の歯科医療を考える

　超高齢社会を迎えた現在，人生100年時代のライフステージを考えた歯科医療を考える必要が出てきた．そのため歯周・補綴治療においても，十年単位の長期的な成功が求められてきている．歯周・補綴治療においては，局所的な診断と口腔内だけを診た時間軸を考えない治療を行うのではなく，長期的に診た歯周治療と補綴治療の調和を念頭においた補綴設計を立案していかなくてはならない．つまり，患者の治療年齢，患者が考えている人生設計，生涯治療費，天然歯に対する価値観などによって，補綴設計は異なるのだ（図1）．

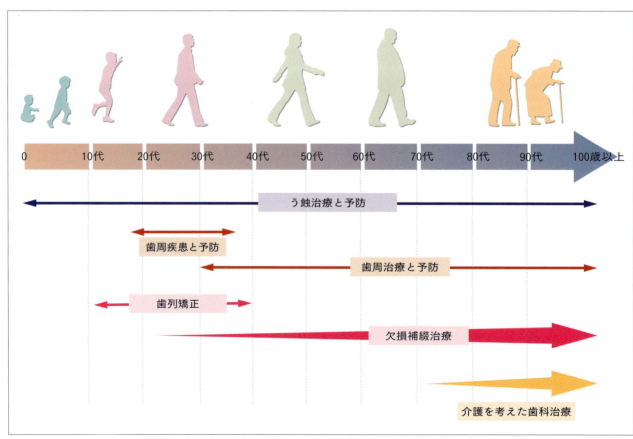

図1　患者のライフステージと価値観からみた現在の歯科治療のあり方．

2 口腔と全身の健康の関係が明らかに

　歯および口腔内環境を健康に保つことは，単に咀嚼という機能回復だけでなく，全身の健康，QOL（Quality of Life）の向上に大きく貢献する．近年は歯周病と糖尿病，高血圧，心疾患などの全身疾患との関係や咀嚼と脳内血流や，認知症との関係など，口腔と健康の関連についてのさまざまな角度からの研究が行われ，報告されている（P.12の図3）．

　そのようななかで，2017年3月1日，厚生労働省は日本人の平均寿命は男性80.75歳，女性は86.99歳で過去最高を更新したことを発表した（図2）[1]．しかし，2016年歯科疾患実態調査によると，14歳までの乳歯のう蝕有病者率は減少傾向にあるが，5歳以上で永久歯のう蝕を持つ者のう蝕有病者率は，35〜44歳で99.3％に及び，歯周病の有病者率は40〜44歳で44.9％，50〜54歳で54.1％となるなど，歯科疾患の有病状況はう蝕，歯周病とともに依然として他の疾患に類を見ないほど高率を示している．また，咀嚼能力に直接的な影響を与える歯の喪失状況についても，50代で61.5％の人が，何本かの歯を喪失している．そして80歳以上では31.3％の人がすべての歯を喪失しているなど，国民の保健上から依然として大きな課題である．

　う蝕および歯周病などの歯科疾患は，その進行程度によって欠損や機能障害が蓄積し，その結果として，食生活や社会生活などに支障をきたし，ひいては全身の健康状態に影響を与えるものとされている．また，歯および口腔の健康を保つことは，単に食物を咀嚼するという点からだけでなく，食事や会話を楽しむなど，豊かな人生を送るための基礎となる．

　これら口腔と全身の健康の関係を実証的データとしても明らかにしていくため，1996年より厚生科学研究「口腔保健と全身的な健康状態の関係に関する研究」が実施されており，80歳の高齢者を対象とした統計分析などから，歯の喪失が少なく，よく噛め

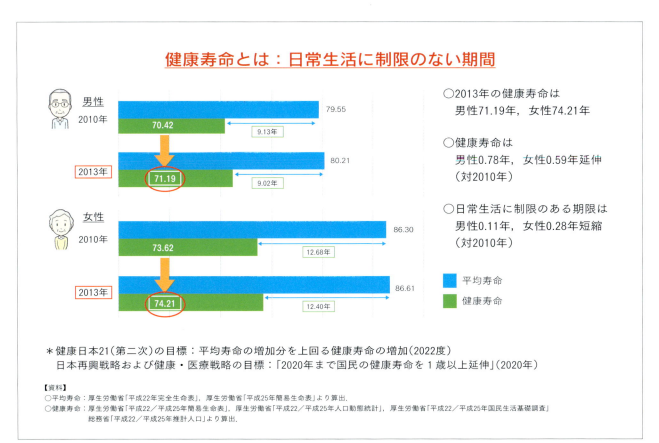

図2　健康寿命とは日常生活に制限のない期間である（参考文献2より引用改変）．

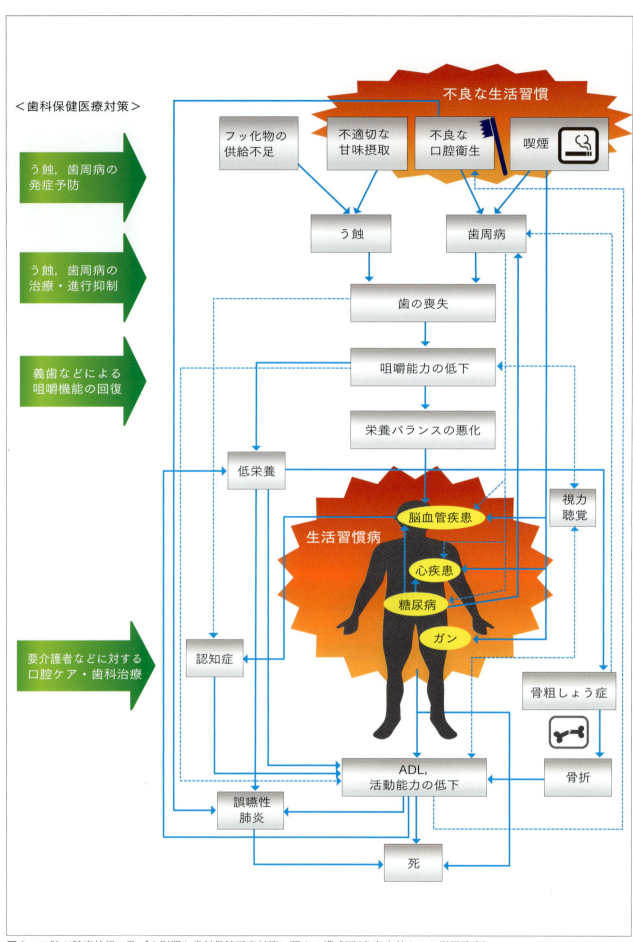

図3 口腔が健康状態に及ぼす影響と歯科保健医療対策に関する模式図（参考文献3より引用改変）．

CHAPTER 1　治療フェーズにおける歯科医療のフィロソフィ

ている者は生活の質および活動能力が高く，運動・視聴覚機能に優れていることが明らかになっている．

また，要介護者における調査においても，口腔衛生状態の改善や，咀嚼能力の改善を図ることが，誤嚥性肺炎の減少や，ADL(Activity of Daily Living)の改善に有効であることが示されている．

3　患者のライフステージと価値観によって変わる歯科診療

1．20〜30代（図4）

患者のライフステージと価値観によって歯科治療のあり方は大きく変わってくる．20歳頃までは，う蝕治療とその予防，そして将来の歯科疾患に悪影響を及ぼすおそれのある歯列不正や悪習慣，姿勢に対する予防および治療が歯科治療の重要な役割を果たすが，20歳頃からは，歯周疾患予防がその中心的役割になり，35歳頃からは，歯周治療が歯科治療の中心的治療になり，またすべての治療の基本治療になってくる．

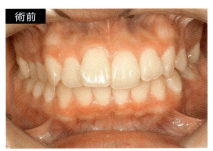

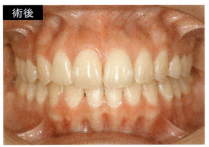

図4　20〜30代の患者．歯列矯正治療．

2．40代〜（図5, 6）

45歳頃からは，欠損治療も多く含まれてくるようになる．この年齢から補綴処置や歯内治療の再治療も多くなり，一口腔全体を考えた歯周，咬合，成人矯正，補綴治療が多くなる．このステージでの歯科治療は，患者にとって審美性も重要な治療目標であるとともに，そのうえで機能性と予知性も考えないといけない．その治療結果は，10年間大きな治療再介入を必要としない治療なのか，それとも重度歯周病治療後の残存歯のようにメインテナンスが重要な役割を果たしつつ，その都度，治療介入していく治療なのか，その場合メインテナンス間隔をどの程度にするのかを患者と共有しておく必要がある．この時期の歯科治療は，将来にわたって，これから何度か再治療介入が必要になることを理解しておく必要がある．近年では，年齢にかかわらず，審美的要求の高い患者が多くなってきているので，審美的な価値観のすり合わせも重要である．また，残存歯を保存することに対する価値観とその治療方法に対するメインテナンス期間，さらには再治療介入までの期間に対する考え方も，患者と十分に話し合っておくことが重要である．

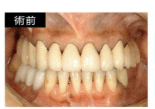 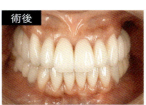

図5　40代の患者．歯列矯正治療と審美的治療．

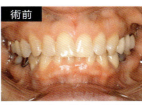 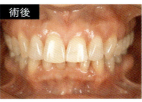

図6　50代の患者．歯列矯正治療と補綴治療．

3．60代（図7）

60代は，一昔前では現役を退いた後の余生を送るといったイメージが強かったが，人生100年時代と

言われ始めて間もない今日では，まだまだ若く，体も心も健康的な方が多く，セカンドライフに生きがいを求め，時間に追われず，趣味などを楽しみながらゆっくりと過ごしたいという世代である．このような世代に対して歯科治療はどうあるべきか？ 単なる余生ではなく，希望に満ちた第2の人生をサポートできる歯科医療でありたい．しかしながら，一方では，定年後の仕事，老後の資金など現実的な問題にもぶつかる．そこで，この世代はとくに幅広い治療方法の選択肢を考えて，それを提示する必要がある．その際に後の章で述べる抜歯基準にも大きく影響する．

4．70代〜（図8）

70代は，個人差も大きいが人生の円熟期に入り，老いを実感する時もあるかもしれないがまだ元気な方も多い．しかしながら，この世代からはいつかは介護生活に入るかもしれないということや，咀嚼器官の老化などから，最後の大きな治療介入の機会と考えたほうが良いだろう．患者にとってどういう補綴形態が最善かを熟考する必要がある．

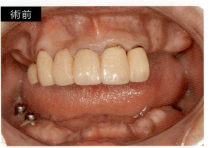
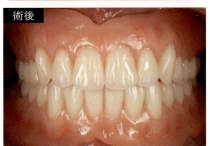

図8　70代の患者．総義歯．

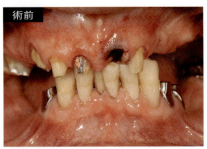
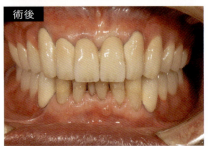

図7　60代の患者．インプラント治療と審美歯科治療．

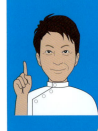

Dr. 田中秀樹の目

人生100年時代を迎えた現在，患者のライフステージと価値観から見た歯科治療のあり方を見直す必要があると考える．予防から口腔ケアを含む口腔管理，そして口腔機能回復のための補綴治療まで，口腔疾患の程度によって，おのずと歯科治療内容は変わってくるが，患者のライフステージや健康状態，価値観に合わせたよりきめ細かな歯科医療サービスが必要になってきている．1人の患者に治療方法は1つではなく，幅広い目でその患者に最善な治療方法を提案し，納得してもらったうえで，治療することが肝要である．

2 セカンドステージを考えた歯科治療戦略

1　患者のセカンドステージを考えた歯科治療を

　歯科治療において，つねにセカンドステージを考えた治療戦略を立てることが重要になる．セカンドステージが，ライフステージのどのくらいのタイミングになるかが重要で，その際の治療費，治療期間，外科的侵襲度(抜歯やインプラント手術など)の提示をしておくことも必要である．

　10代頃から，しっかりとした予防意識と管理の下で，生涯自分の歯を失うことなく人生を送ることができればこのうえなく幸せなことであろう．仮に50代で全顎的な歯周・補綴治療を行った場合，その治療が生涯に渡り再治療介入なしで，トラブルもなく機能し続けることができたなら，どんなに素晴らしいことであろうか．しかしながら，現実的には，これらをかなえることは，大変難しいことである．

　歯科医師は10年維持できれば良いと治療を進め，満足のいく治療結果を得たとしよう．10〜20年の間に再治療介入が必要になってきた場合，患者のライフステージにおいて，治療開始時には十分な治療費をかけることができたとしても，セカンドステージでは，定年を迎え治療費にも制限があるようなケースも多い．

　人生100年時代を迎えた近年においては，とくに「一口腔単位での歯科治療」を行う場合，つねにセカンドステージを考えた歯科治療戦略が必要になってきている(**図9**)．

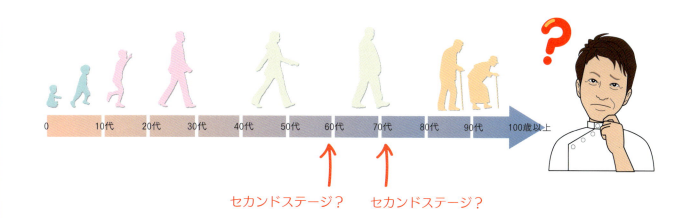

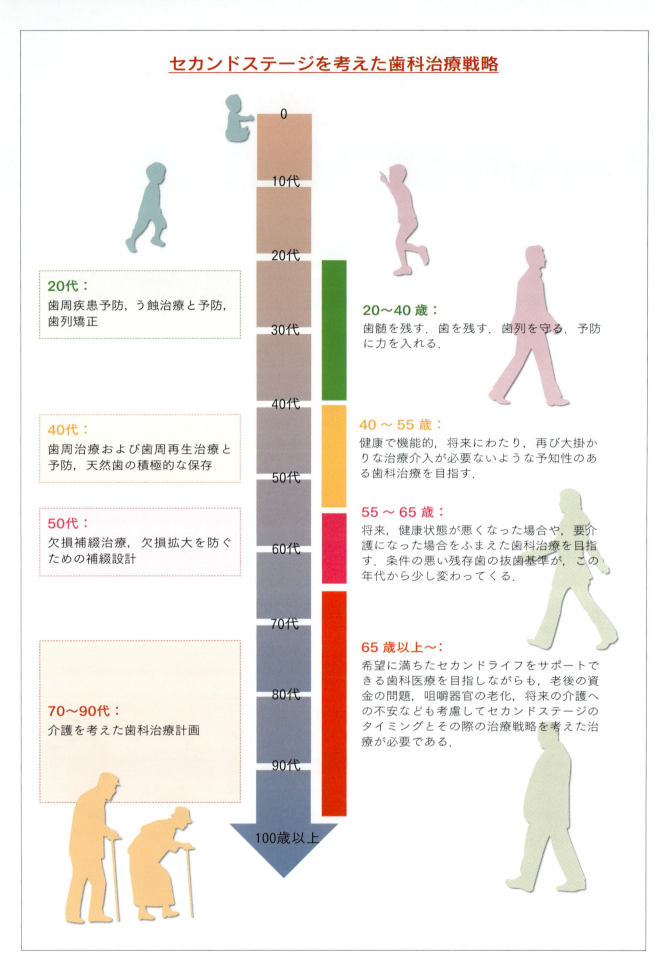

図9 セカンドステージを考えた歯科治療戦略.

2 セカンドステージを考慮したケースからわかること

1．［症例1］：セカンドステージを考え，再治療介入とメインテナンスが容易なオーバーデンチャーを選択（図10〜21）

患者：62歳，女性．3 4 の腫脹を主訴に来院した．デンタルエックス線写真より，3 4 部に重度の骨吸収が認められた．患者より，これを機に全体的に診てほしいと希望があった．

そこで，全体的なデンタルエックス線写真を見てみると，6 2 と 4 5 7 は保存不可能と診断した．上顎は，インプラント追加埋入を行ったうえでの固定性補綴装置と，可撤性補綴装置の両方のメリットとデメリットを説明した．患者は，現時点での年齢と将来の再治療介入の必要が出てきた時の年齢とそれぞれの治療内容を説明し話し合った結果，天然歯にはマグネット，インプラントにはロケーターを使用したオーバーデンチャーによる補綴治療を選択した．3 ，2 3 6 ，7 ，5 4 3 ，3 4 5 6 はエムドゲイン®を応用した歯周再生治療を行った．治療期間中は，治療用義歯を効果的に利用し，咬合力のコントロールを図った．術後13年，良好な経過をたどっている．

症例1 セカンドステージを考え，再治療介入とメインテナンスが容易なオーバーデンチャーを選択

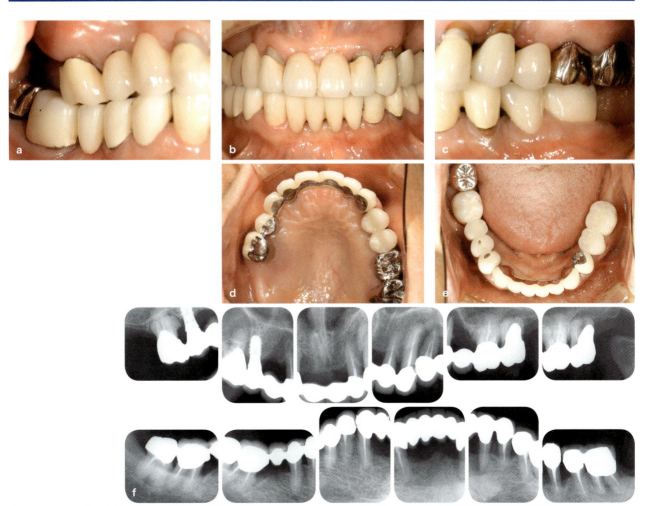

図10a〜f　62歳，女性．3 4 の腫脹を主訴に来院．デンタルエックス線写真より，3 4 に重度の骨吸収が認められた．

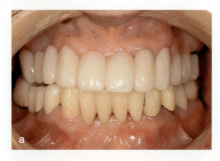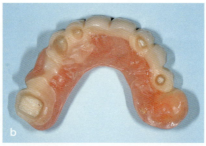

図11a, b テレスコープタイプのプロビジョナルデンチャーを装着し，自然な移動を妨げないように注意しながら支台歯の根管治療，歯周治療を行った．

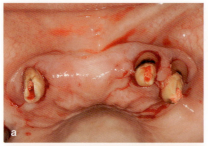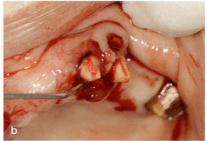

図12a〜h 歯周初期治療後，エムドゲイン®を応用した歯周外科を行った．
図12a 3|2 3 部の歯周外科処置前の状態．
図12b 垂直性骨欠損部に切開線を設定しないように注意して，注意深く歯肉弁を翻転した．

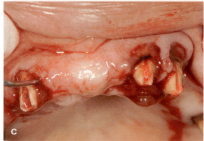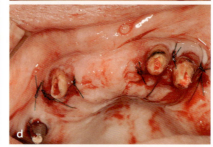

図12c 3|2 3 のデブライドメント後，ルートプレーニングを行い，歯面処理を行った後にエムドゲイン®を塗布した．
図12d 3|2 3 部の歯周外科処置後．

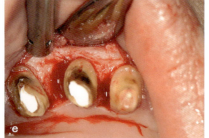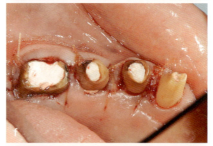

図12e |3 4 5 6 部の垂直性骨欠損をデブライドメント後，ルートプレーニングを行い，歯面処理を行った後にエムドゲイン®を塗布した．
図12f |3 4 5 6 部の歯周外科処置後．

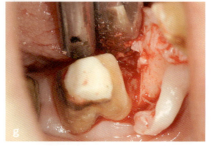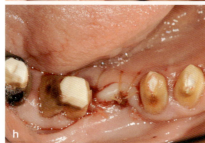

図12g |7 の垂直性骨欠損にも同様にデブライドメント後，ルートプレーニングを行い，歯面処理を行った後にエムドゲイン®を塗布した．
図12h 7 5 4 3|の歯周外科処置後．

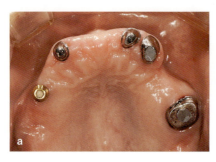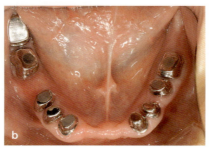

図13a, b 支台歯の自然挺出が止まり，歯周組織が良好になったのを確認し，キーパーを装着した内冠を装着した．

CHAPTER 1 治療フェーズにおける歯科医療のフィロソフィ

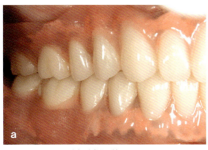
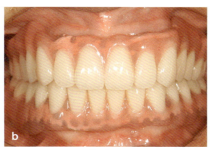
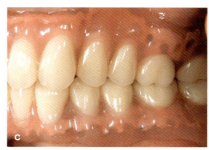

図14a〜c　最終補綴装置としてのマグネットデンチャーを装着した状態．患者には装着感のみならず，審美性に対しても満足してもらえた．

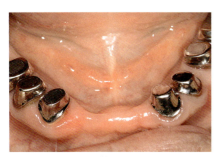
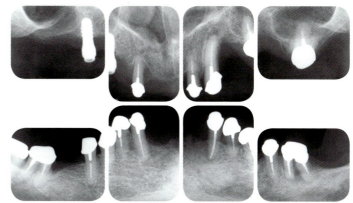

図15　キーパーを装着した内冠の状態．歯周組織も良好に維持されている．　　図16　8年後のデンタルエックス線写真．

> **POINT**　マグネットデンチャーのメリット

①咬合力を支台歯の歯軸に対して垂直に伝え，ジグリングフォースを回避することができる．とくに天然歯に対しては，生理的移動を妨げず，咬合性外傷を避け，適正な咬合力を伝えることができる．
②支台歯の状態を把握しやすい．
③支台歯に対する再治療および抜歯への対応がしやすい．

> **POINT**　マグネットデンチャーのデメリット

①オーバーデンチャーであるため，固定性補綴装置に比較すると違和感がある．
②当然のことながら，義歯を外した際の見た目が悪い．
③固定性補綴装置に比較して，プラークコントロールが難しい．
④MRI撮影が必要になった際に，撤去が必要になる場合がある．
⑤経年的に磁力が低下した場合，新しい磁性アタッチメントに変える必要がある．

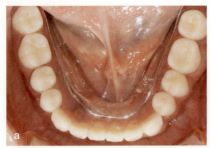 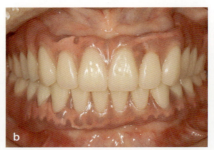 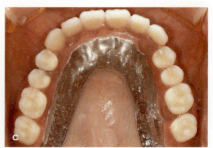

図17a〜c　義歯装着時の口腔内写真．義歯の臼歯部は若干の摩耗は認められるも，大きな摩耗や破損は認められない．

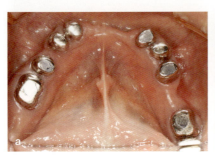 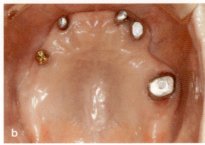

図18a, b　上下顎のキーパーを装着している歯と歯周組織の状態は良好に経過しているのが認められる．

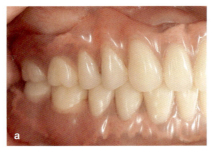 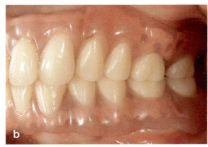

図19a, b　側方面観．咬合関係にも変化は認められない．

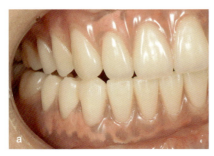 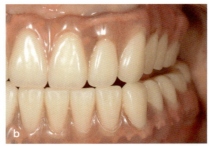

図20a, b　側方運動時．ガイダンスの関係も大きな変化は認められない．

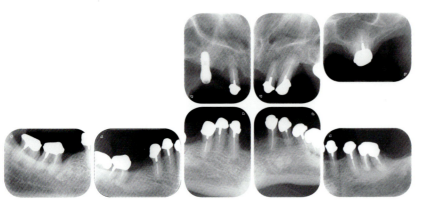

図21　10年後のデンタルエックス線写真．Tooth Performance の悪かった 3| と |7 は，これからもとくに注意深い管理が必要と思われるが，全体に残存歯は良好に維持されている．

CHAPTER 1 治療フェーズにおける歯科医療のフィロソフィ

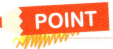

POINT マグネットデンチャーを製作するうえでの注意点

①支台歯のポスト形成は，良好な適合状態を獲得するために，必要以上に長くしない．
②咬合面プレートを咬合力に垂直に設定し，多数歯に渡る場合は平面を合わせる．
③歯根長，歯周組織の状態に合わせ，支台歯にキーパーを装着した内冠の軸面の長さ，テーパー度を調整する．
④支台歯にキーパーを装着した内冠は咬合力がかかった際の義歯の沈下に対して，支台歯周囲の歯周組織を圧迫しない形態でなければならない．
⑤クリアランスに制限があるので，細心の注意を払わなければ，義歯の自然な形態や審美性を妨げることがある．

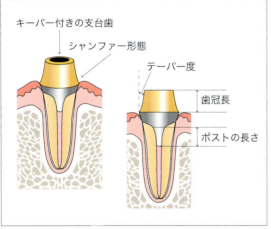

図22 義歯に咬合力が伝わった際に起こる義歯の沈下に対して，キーパー装着歯周囲組織の圧迫を防ぐために，キーパーを装着した内冠には，シャンファー形態を与える．

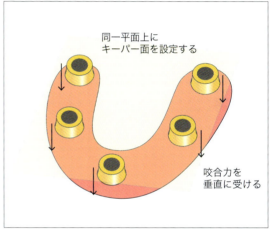

図23 多数キーパー装着歯にわたるマグネットデンチャーの場合は，キーパーが同一平面上で垂直に咬合力がかかるように製作されることが重要である．

本症例のまとめ

　左側臼歯部ブリッジ脱離で他医院にて再装着してもらったが，噛むと痛いことを主訴に当医院に来院した．口腔内には，インプラントを含めたブリッジが装着されている．保存不可能と診断した 6｜，｜4 7 の抜歯を含め，大きな治療介入が必要になると思われた．
　再度，固定性の補綴治療を計画すると欠損部の多数に及ぶインプラント追加埋入が必要になること，さらに残存歯の治療とその歯の予想耐久年数（**CHAPTER 5 参照**）を考えた補綴設計と再治療介入の時期とその際の費用も含めた治療内容を説明した．一方，可撤性補綴装置を選択した場合のメリット（将来抜歯になる歯が出てきた場合の治療介入が容易であること，歯周組織管理がしやすいこと，治療期間の短縮化と治療費が抑えられること）とデメリット（可撤性補綴装置であること，義歯を外した場合のイメージ，違和感など）を説明した．
　いつか義歯になるのであれば，早いタイミングで慣れていったほうがいいという考えから，マグネットデンチャーで対応することにした．

症例2 セカンドステージを考え，マグネットデンチャーを選択

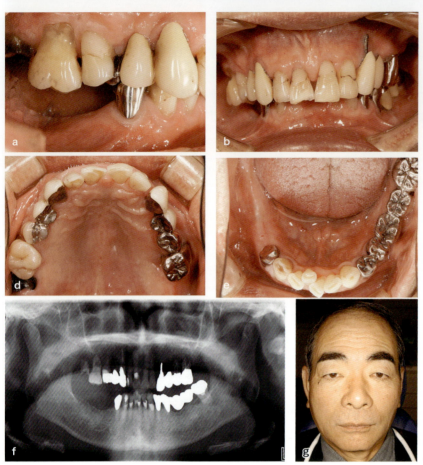

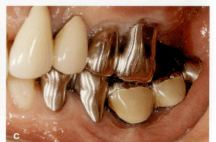

図24a〜g　60代，男性．噛めないことを主訴にインプラント治療を希望して来院．

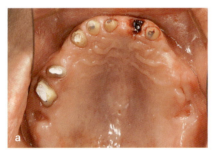
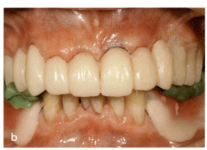
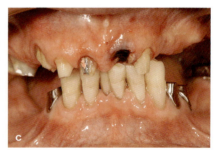

図25a〜c　テレスコープタイプのプロビジョナルデンチャーを装着し，自然な移動を妨げないように注意しながら支台歯の根管治療，歯周治療を行った．

2．[症例2]：セカンドステージを考え，マグネットデンチャーを選択(図24〜34)

患者：66歳，男性．噛めないことを主訴にインプラント治療を希望して来院した．しかし，患者の年齢，経済状況，咬合状態を考慮し，マグネットデンチャーでの補綴装置を選択した．術後16年が経過しているが良好に経過している．

CHAPTER 1 治療フェーズにおける歯科医療のフィロソフィ

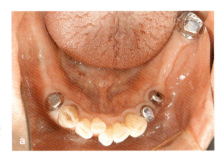
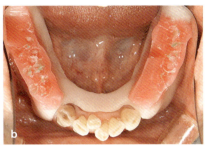

図26a, b 支台歯の自然挺出が止まり，歯周組織が良好になったのを確認し，キーパーを装着した内冠を装着し，義歯の咬合採得を行った．

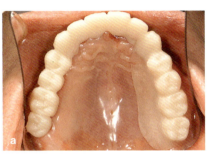
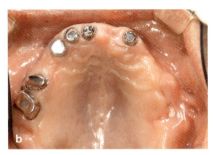

図27a 顎位も安定した状態の最終プロビジョナルデンチャーの上顎咬合面観．
図27b 上顎も同様に歯周組織が良好になったのを確認し，キーパーを装着した内冠を装着した．

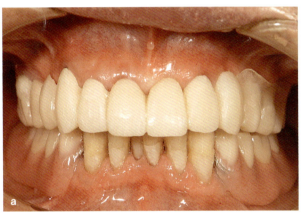
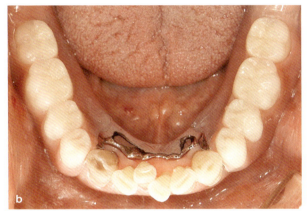

図28a, b 下顎の義歯を完成させた後に，上顎の製作に移った．マグネットの装着は1週間程口腔内で使用してもらった後に，義歯にセットした．

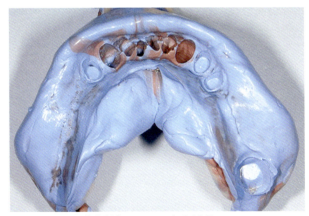
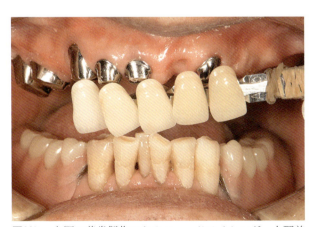

図29a 下顎の義歯製作のための印象採得．
図29b 上顎の義歯製作のためシェードテイキング．上顎前歯部キーパーの部分は，歯根周囲に健全な歯周組織が存在するために義歯床を唇側に設定すると審美性を阻害する．そのため義歯床を唇側に使用しないテレスコープタイプのハイブリッド前装冠とした．

23

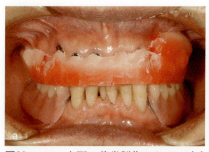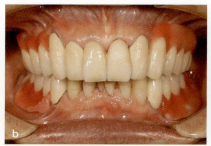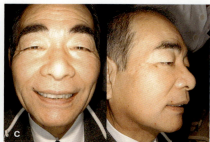

図30a〜c 上顎の義歯製作のための咬合採得と試適．ゴシックアーチを使用し，咬合高径を決定した後に咬合採得を行った（**a**）．義歯床の歯肉との移行形態を確認（**b**）．顔貌との調和を患者と確認した（**c**）．

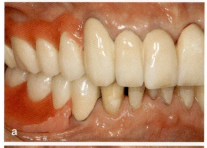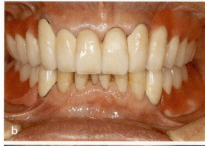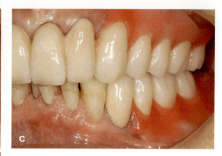
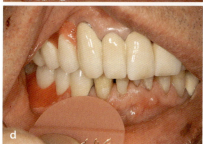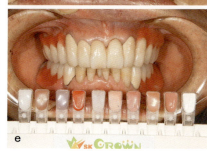

図31a〜e 上顎の義歯試適と歯肉色のシェードテイキング．左右均等に咬合しているか，アンテリアカップリングは取れているかを確認．ガイドは，バランスドオクルージョンで行われているかを確認した．

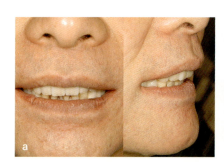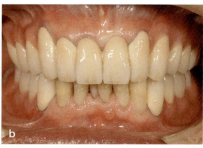

図32a, b 最終補綴装置装着時の顔貌写真と正面観．患者には，とても満足してもらった．

POINT　審美性を考慮したマグネットデンチャーの注意点

①欠損部にインプラント補綴を行う場合の歯冠-歯根長比の悪い歯の処置．
②条件の悪い残存歯を保存した場合，再治療介入が必要になった場合の対処法とその時期を患者に十分説明しておく．
③オーバーデンチャーを選択した場合のメリットとデメリットを患者に説明し理解してもらう．

CHAPTER 1 治療フェーズにおける歯科医療のフィロソフィ

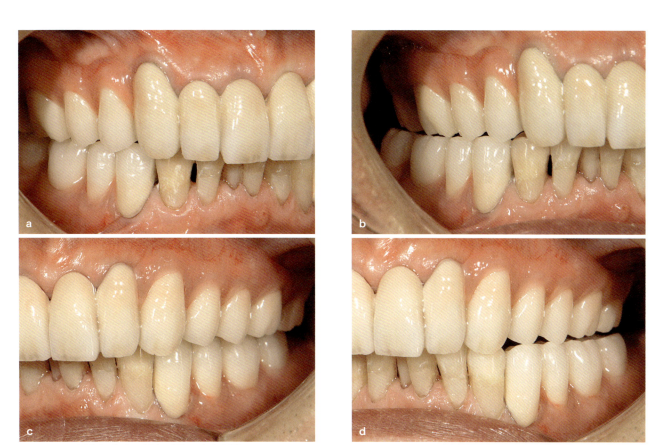

図33a～d 側方運動時の側方面観．咬合形態はバランスドオクルージョンとした．

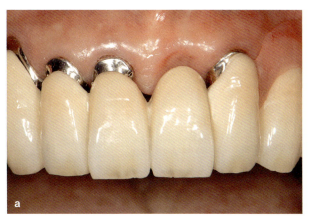
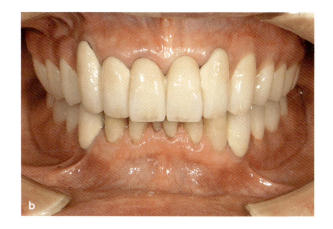

図34a, b 最終補綴装置装着時の正面観と内外冠の関係．

> **本症例のまとめ**
> 　保存不可能と診断した歯の抜歯を含めると欠損歯数が多いこと，欠損部に対してインプラント補綴を行う場合，残存歯に対する治療方法，それにともなって再治療介入の時期とその際の治療内容，80歳を過ぎての口腔内管理を考えた際の補綴構造を説明したのちに，患者はこれからの人生のことも考え，このタイミングでオーバーデンチャーを受け入れ，マグネットデンチャーを選択する決断をした．

3．考察

　これら2症例のように，60代を過ぎると，将来にわたり，再び大掛かりな治療介入が必要とならないような予知性のある歯科治療を目指すことが肝要である．さらに将来，介護になった場合をふまえた歯科治療も考えておかなければならない．

　欠損補綴治療を行う際に，失われた口腔機能の回復と欠損の拡大を予防することが大きな目的になるが，個々の患者によって，自分の歯を残すことに対する価値観や，審美性に対するこだわりは大きく異なる．術者の考える最善の治療方法が患者の考える治療結果と大きく異なれば，治療結果がうまくいったとしても，患者にとって悲劇的な結果になる．条件の悪い歯（難症例）に対して，最高の治療技術を駆使して保存に努めることは，歯科医師にとってもっとも重要である点は疑う余地もない．しかしながら，それにかかる治療時間と治療費，そして何よりも，その結果を維持するために必要なメインテナンスサイクルと，その歯の耐用年数などを十分に考慮する必要があることを忘れてはならない．部分義歯，総義歯も含め可撤性補綴装置も，ブリッジやインプラント補綴よりもメインテナンスに優れる部分もある反面，装着時の違和感や噛む力において劣る部分もある．考えておかなければならないことは，可撤性補綴装置に移行するタイミングである．口腔内の変化に対して十分な許容力を持っている年齢であるかどうかを考慮すべきであろう．

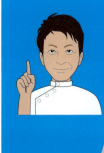

Dr. 田中秀樹の目

　2症例ともに現在70代から80代を迎え，術後十数年経過しているが，良好に経過している．60代半ばを迎えた患者の全顎的欠損補綴を行う場合，その結果口腔内ケアの難易度とメインテナンスの間隔，再治療介入が必要になるかもしれない時期とその際の治療内容などを十分に考慮しておかなければならない．もちろん，一生自分の歯，あるいは固定性補綴装置で食事ができるなら，それが理想であろう．

　この2症例のように必ずしも可撤性補綴装置への移行が良いとは限らないが，口腔内変化に対する適応能力が低下している介護が必要になったタイミングでの可撤性補綴装置への移行よりも，少し早いタイミングでの移行が良いのかもしれない．

3 エイジングと歯科医療

　エイジングつまり「加齢」とは，ヒトが生まれてから死ぬまでの時間経過をいう．「老化」とは成長期（性成熟期）以降，すべてのヒトに起こる加齢にともなう生理機能の低下である．いつまでも若くありたいという願望がアンチエイジング医療を生み，科学的に老化を解明しつつある．幸いなことに，豊かで平和な社会の中で人類は超高齢社会を迎えることになった．しかしすべてのヒトは，この加齢と老化を経て必ずいつかは死を迎える宿命にある．

　老化は，生理的老化と病的老化に分類される．生理的老化は，身体や精神の加齢のみの影響で体に起こる変化である．20～30歳頃から徐々に，不可逆的に生じてくる．Strehler[4]は，生理的老化の共通する特徴としてIntrinsicality（内在性），Universality（普遍性），Progressiveness（進行性），Deleteriousness（有害性）の4つの原則を挙げた（図35）．すなわち，老化はあらかじめ遺伝的にプログラムされている現象（内在性）であり，個人差はあるが誰にでも起こり（普遍性），時間とともに進み，不可逆的な現象（進行性）で，身体や精神に現れる状態は体の生命維持にとって不利益（有害性）な現象であるとしている．

　成長期の後半からの加齢現象，すなわち老年期以降の状態である老化の身体的特徴として，以下の項目が挙げられる．
①身長の低下
②骨粗しょう症
③体幹や筋肉，骨の萎縮による姿体の変化
④頭髪の脱落や白髪
⑤皮膚のしわやシミの増加
⑥白内障
⑦臓器の萎縮と機能の低下
⑧基礎代謝率の低下
⑨その他

　口腔領域に見られる加齢現象としては，歯髄細胞の遺伝子発現数の低下[5]や幼若細胞の減少にともなう歯根膜，歯槽骨の再生力の低下などが報告されている．さらに加齢にともない歯根膜胞の分裂活性が低下することはコラーゲンのターンオーバーが遅くなることとあわせて，歯周組織の治癒に大きな影響を及ぼすことが示唆される．すなわち，老年者では歯根膜細胞の活性が低下することから，歯周組織の再生が起こりにくく，起こっても若年者の場合より長い時間を要するものと考えられる[6]．このように歯根膜組織の老化は幼若細胞の減少に基づく変化であり，また固有歯槽骨の吸収と密接に関係している．また，歯根膜のセメント質側および骨側の細胞数も加齢にともなってとみに減少するが，骨側において著しい．セメント質肥大も加齢にともなって出現頻度は高くなり，70代ではほぼ全例に認められる[7,8]．

　さらに，唾液分泌量に関しても，Pedersen[9]らは18～39歳の青壮年と比較して70～90歳の高齢者で顎下腺唾液分泌量は，安静時唾液量は80%，刺激時唾

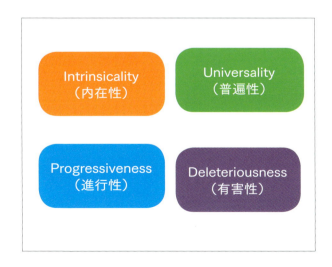

図35　Strehler[4]の挙げた生理的老化の共通する特徴．

液量は60％高齢者で減少していると報告している．

　歯肉接合上皮は，他の外胚葉性上皮組織のなかで発生過程と分化後の組織学的な特異性を有するが，加齢とともに根尖側にその付着部が移っていく．そのため，間葉系組織である歯根部のセメント質が露出してくることになる．そのために，加齢にともなって根面う蝕が多くなる．

　これらエイジングによって起こる口腔内の変化も十分に理解したうえで，歯科治療に臨むことも重要である．

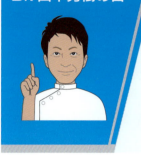

Dr. 田中秀樹の目

　加齢現象は口腔領域にも当然見られる．そのため，患者の年齢によって口腔内環境は大きく変わることを理解しておかなければならない．歯髄細胞の分化能力の低下は深いう蝕処置やMTAなどによる直接覆髄処置に，また歯根膜胞の分裂活性の低下や歯槽骨の再生力の低下は歯周再生治療にも大きく影響すると思われる．すなわち，エイジングによる口腔内の変化も十分に理解したうえで，歯科治療に臨むことが重要である．

参考文献

1. 厚生労働省．第22回生命表（完全生命表）の概況．平成29年3月1日作成．
2. 厚生科学審議会地域保健健康増進栄養部会 次期国民健康づくり運動プラン策定専門委員会．健康日本21（第2次）の推進に関する参考資料．平成24年7月．
3. 安藤雄一，青山 旬，花田信弘．口腔が健康状態に及ぼす影響と歯科保健医療．J. Natl. Inst. Public Health 2003；52（1）：23‒33．
4. Strehler BL. Time, Cell, and Aging. New York：Academic Press, 1962；12‒17.
5. Nezu A, Kubota T, Maruyama S, Nagata M, Nohno K, Morozumi T, Yoshie H. Expression of neprilysin in periodontitis-affected gingival tissues. Arch Oral Biol 2017；79：35‒41.
6. 秋吉正豊．歯周組織の構造と病理－歯周病理学－．東京：医歯薬出版，1962．
7. 浦郷篤史，大家　清．李　載仁．徳富敏信，末森多賀生，Aurora Matsuzaki．成人歯根膜の加齢的変化に関する病理組織学的研究．歯基礎誌 1980；22（2）：227‒237．
8. 浦郷篤史．口腔諸組織の加齢変化．東京：クインテッセンス出版，1991.
9. Pedersen W, Schubert M, Izutsu K, Mersai T, Truelove E. Age-dependent decreases in human submandibular gland flow rates as measured under resting and post-stimulation conditions. J Dent Res 1985；64（5）：822‒825.

CHAPTER

2

検査・診断の必須事項と基本事項

1 歯周・補綴治療に必要な診査項目

1 歯周・補綴治療の目的と診査項目

歯周・補綴治療の目的は，口腔内をセルフケアしやすい環境に整えること，そしてその改善された歯周環境を長期間維持・安定させることである．そのためには，正確な診査に基づいて診断していくことが重要である（**表1**，**図1**）．外傷性咬合等の増悪因子も関与しているか，全身的なリスクファクターを有しているかなどを把握する．歯列，咬合関係などの一口腔単位の診断から行い，プロービングチャートによる歯周組織検査へと移行していく．

それらを基に患者にとって最善の治療計画を立てる．歯周初期治療を進めていきながら，また患者の価値観や社会的背景などを探りながら信頼関係を築いていくことが重要である．

歯周初期治療は，歯周組織の炎症を改善し，プラークコントロールしやすい環境を作ることで，その後の歯周治療の効果を高める目的で行われる．それと同時に咬合性外傷などのリスクファクターを取り除き，可能な限り咬合の安定を図る．

表1 歯周・補綴治療に必要な診査項目

①顔貌	⑨開口度
②姿勢	⑩咀嚼筋群の触診
③全身状態（腰痛，肩こり，頭痛などの有無）	⑪ブラキシズムの有無
④全身疾患	⑫歯周組織検査
⑤咬合関係	⑬セファログラム
⑥歯列の状態	⑭パノラマエックス線写真
⑦顎関節症の有無と左右の顎関節の状態	⑮CBCT 画像
⑧下顎の開閉運動	⑯デンタルエックス線写真

歯周・補綴治療に必要な診査項目

①顔貌 ／ ②姿勢

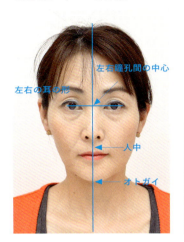
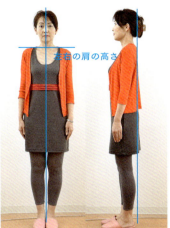
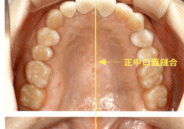
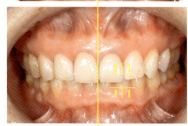
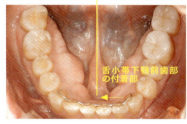
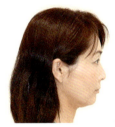
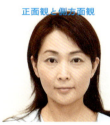
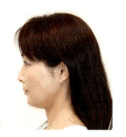

③全身状態（腰痛，肩こり，頭痛などの有無）
④全身疾患

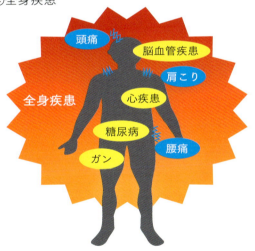

⑤咬合関係

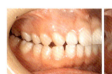
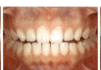
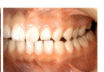

⑥歯列の状態

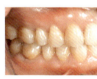
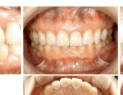
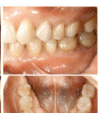

⑦顎関節症の有無と左右の顎関節の状態

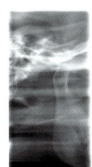
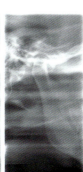
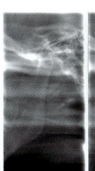
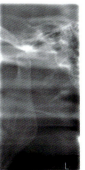

図1　歯周・補綴治療に必要な診査項目．

⑧下顎の開閉運動

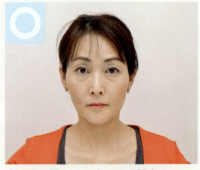 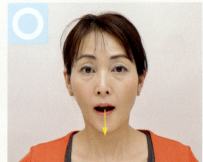 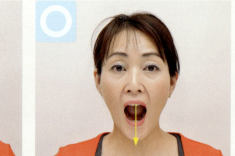

まっすぐ開いて，まっすぐ閉まる．

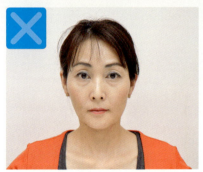 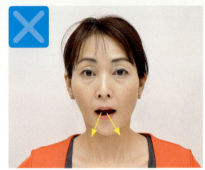 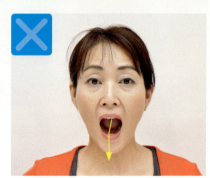

一度左右どちらかにずれて，その後開閉する．左右どちらかまたはどちらにも，TMJに問題がある．

⑨開口度

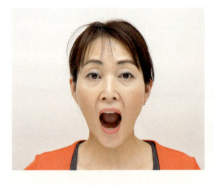

⑩咀嚼筋群の触診

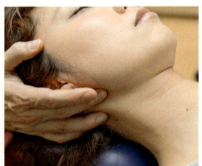

⑪ブラキシズムの有無

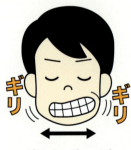 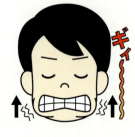 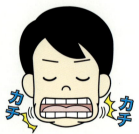

グラインディング　　クレンチング　　タッピング

⑫歯周組織検査

2007年9月4日								基本（　）・精密（√）								
治療計画等																
プラークチャート																
動揺度	M0	M0		M0	M0	M0	M0	M1	M0	M0	M1	M0	M0	M0	M0	
ポケットの深さ	B 544	546		434	544	323	332	434	333	323	443	443	434	444		
	P 466	546		443	544	333	333	323	433	323	333	434	434	433	455	
	8	7	6	5	4	3	2	1	1	2	3	4	5	6	7	8
	L 554	655	656	544	544	656	646	655	545	544	545	656	545	566	666	
	B 545	654	655	534	534	655	666	646	544	544	565	444	566	546		
動揺度	M0	M0	M0	M0	M0	M0	M0	M1	M0	M0	M1	M0	M0	M0	M0	
プラークチャート																
治療計画等																

⑬セファログラム

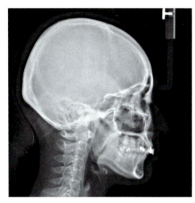
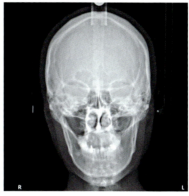

⑭パノラマエックス線写真

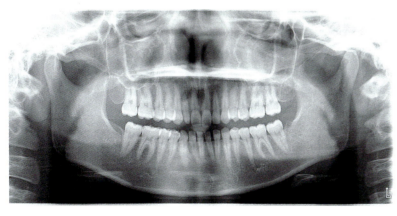

⑮CBCT画像

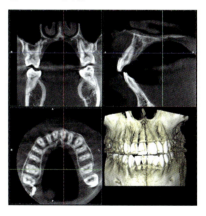

⑯デンタルエックス線写真

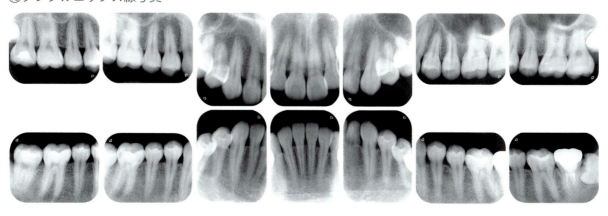

2 基礎資料による診査

1 患者とのコミュニケーションツールとしてのエックス線画像

　患者の口腔内の状態を把握する方法には，3つの柱がある．①目に見える記録としての「口腔内写真撮影」，②歯肉や歯周ポケットの状態を調べるための「歯周組織検査」，③見えない部分を診るための「エックス線写真」がある．

　とくに口腔内のトラブルが多様化する成人患者のための診査・診断には，この3つが必須となる．患者が診療室に入ってこられたら，まず主訴を尋ねる．緊急に必要な局所の治療を希望されているのか，それとも一口腔内単位でしっかりとした治療を希望されているのかを確認していく．それが後者であるならば，この3つの柱の③にあたるデンタルエックス線写真10枚法あるいは14枚法を撮影する．その際，明らかに必要ないと考えられる場合以外は，全体像を把握するためにはこれらが必要である点を患者に説明することが重要となる．歯周病における歯槽骨の状態，根尖病変の有無，補綴装置内（生活歯か失活歯か，二次う蝕の有無）の状態など目に見えない部分を医療者が把握し，患者に理解してもらうツールとしてデンタルエックス線写真は大変重要な役割を果たすことになる．

　歯科治療は，患者にとって見えない部分の治療に

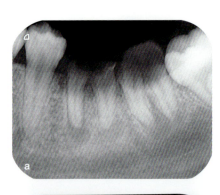
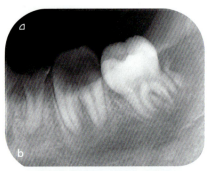

図2 a, b 術前．6 7 の骨縁下う蝕が認められ，保存不可能と診断した．8 は根未完成であった．

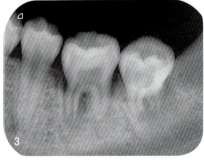
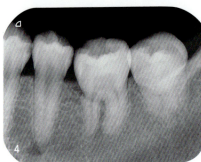

図3 術後．6 部には 8 を，7 部には，8 を自家歯牙移植した．移植直後のデンタルエックス線写真．

図4 術後5年のデンタルエックス線写真．6 に移植した 8 の未完成だった歯根も完成し，6 7 ともに歯根膜線，歯槽硬線ともに明瞭で，良好に経過しているのを確認した．

時間と労力がかかり，正確な診断を行うことが治療結果の良好な予後に大きく影響することを，患者に十分理解してもらうことが治療の成否を分けるといっても過言ではない．

痛みがあったり，腫れたりして来院した場合などは，患者にとってわかりやすい治療になるが，歯科疾患のほとんどが慢性疾患であることを考えると，患者自身まったく気づいていないことも多々ある．だからこそ正確な診査・診断のために，そして患者に納得して治療を受けてもらうためにも，さらに治療後の経過を確認し，良い状態で長く過ごしてもらうために，エックス線写真は歯科治療には欠かすことのできない検査の1つなのである（図2～5）．

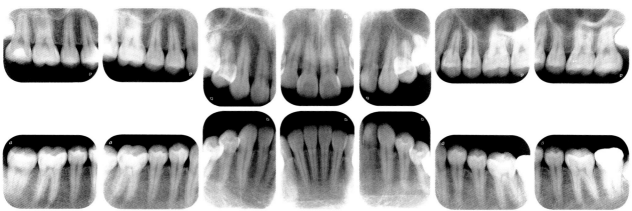

図5a エックス線写真14枚法．10枚法を撮影して7番がすべて写ってない場合は14枚法となる．

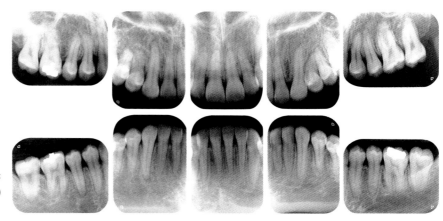

図5b エックス線写真10枚法．$\frac{7\mid7}{7\mid7}$がすべて写っていて，8番がないので10枚法になる．

2　より効果的なインフォームドコンセントと治療効果，結果説明

1．より効果的なインフォムードコンセント

　インフォームドコンセントとは，医師が患者に対して，受ける治療方法やその内容，治療効果，起こりうる危険性，治療費用と治療期間などについて十分に，かつ，わかりやすく説明し，患者自身にその治療内容の同意を得ることをいう．ここで大切なことは，患者自身が医師の提示した治療方法を十分に理解し，納得のうえでそれを選択することである．

　われわれ医療者がより効果的なインフォームドコンセントを行うためには，コミュニケーションを通して患者との間に信頼関係を構築しておかなければならない．患者の理解度には大きな差があり，理解度が低いために1回の説明では理解できていない患者もいる．このような患者に専門用語でどんどん説明をし，治療を進めていき，治療結果がうまくいかなかったときは，トラブルに発展してしまう可能性がある．エックス線写真の見方1つにしても，わかっているようで理解できていない患者も多い．

　患者と医療者が相互理解の下にコミュニケーションを円滑に進めていくためには，患者に知っておいてほしい口腔内の基本的な知識を習得してもらうことが必須となる．いくら丁寧に説明したと思っていても，その説明内容を患者が理解できなければ，患者の適切な判断に結びつかない．よく使う専門用語やエックス線写真の見方などを十分に理解してもらったうえで，できるだけイラストや写真などを使いビジュアル的に説明することが必要である．治療内容だけでなく，その歯科医院の診療システムや治療方針についてもここで理解してもらっておかねばならない．

2．治療効果，結果説明

　患者に治療内容とその効果を説明し，理解してもらうためには，前述したようにコミュニケーションツールを有効に利用する必要がある（**図6**）．

　しかしそのコミュニケーションツールとしてのエックス線写真を患者に見せても，明瞭で説得力のある画像でなければ，いくら説明しても理解されないばかりでなく，意味のない検査をしていると誤解されかねない．日常臨床で診断に利用しているエックス線写真の画質と管理レベルを上げることが，その歯科医院の治療レベルを上げる近道になることを筆者は経験してきた．

　エックス線写真の画質レベルを上げることで，それまで見えていなかったものが見えるようになる．医療者は，患者の歯周組織検査用紙や口腔内写真，エックス線写真などの臨床記録をいつでも患者に見せてわかりやすいように整理しておく必要がある．

　治療結果の予後を支えている歯内治療，歯周治療などの基本治療は，説明が足りないとわかりにくい治療である．正確な診断と，医療者と患者の間での客観的評価のなかでコミュニケーションができなくてはならない．また，歯内治療や歯周治療は，病態説明をしても患者に理解されにくく，ほとんどが慢性疾患であるために治療結果が出るのに時間がかかるケースが多い．この時間経過の中での変化を患者に説明することが，長期間の治療で，治療意欲を前向きに維持していくためには必要不可欠になる．

3．［症例1］：歯周再生治療と歯軸の改善と咬合力のコントロール（図7～20）

　患者：55歳，女性．初診時は前歯を綺麗にしてほしいことを主訴に来院した．口腔内清掃状態も悪く，歯肉の腫脹やう蝕も認められる．初診時のプロービングのポケットデプスは，全顎的には4～6mm，3┼3においては4～5mmであり，デンタルエックス線写真14枚法からは，中等度の水平性骨吸収が認められたことから中等度の歯周病と診断した．若い頃，前歯が出ていたのを補綴で修復したとのことである．その既往歴から，前歯部の歯根軸は唇側に傾斜していると診断した．CBCT写真からもそれを確認した．左右下顎臼歯部は舌側傾斜して前歯は叢生でV字アーチを示し，V字型の狭窄歯列を呈していた．上顎も同様に前歯部は舌側に修正された補綴装置が装着され，左右臼歯部は口蓋側に狭窄した

CHAPTER 2 検査・診断の必須事項と基本事項

コミュニケーションツール

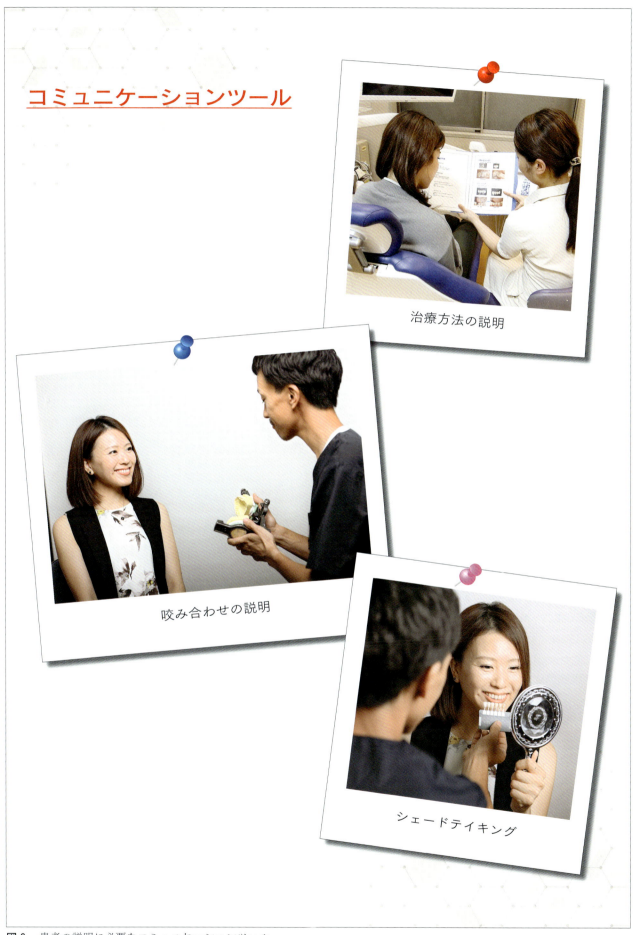

治療方法の説明

咬み合わせの説明

シェードテイキング

図6 患者の説明に必要なコミュニケーションツール.

症例1 歯周再生治療と歯軸の改善と咬合力のコントロール

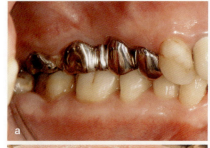
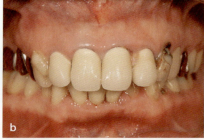
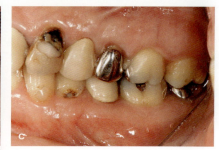
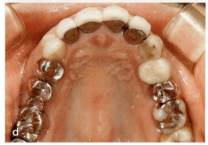
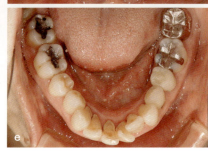

図7 a〜e　55歳，女性．初診時の状態．中等度歯周病で口腔内清掃状態も悪く，歯肉の腫脹やう蝕も認められる．若い頃，前歯が出ていたのを補綴で修復した治療歴があるとのこと．

図8　初診時のプロービングチャート．全顎的には4〜6 mm，3+3 は4〜5 mmであり，中等度の歯周病と診断した．患者の既往歴から，前歯部の歯根軸は唇側に傾斜していると予想した．

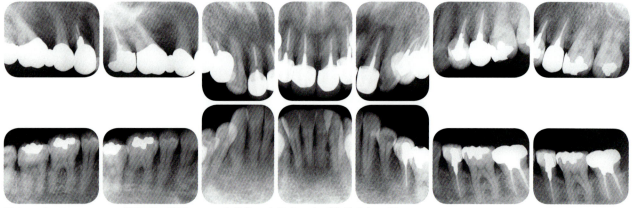

図9　デンタルエックス線写真14枚法から，全体的に中等度の水平的骨吸収が認められる．

歯列を呈していた．歯周初期治療を進めながら，舌側に修正された前歯部の補綴装置を除去し，根管治療後に仮コアを立てて本来の歯軸に合わせたプロビジョナルレストレーションを装着した．歯内治療，う蝕治療を行い，歯周外科治療を行った．その後，歯周組織の安定を待ち，矯正治療を行った．咬合の安定を確認後，最終補綴装置製作に移行した．

CHAPTER 2　検査・診断の必須事項と基本事項

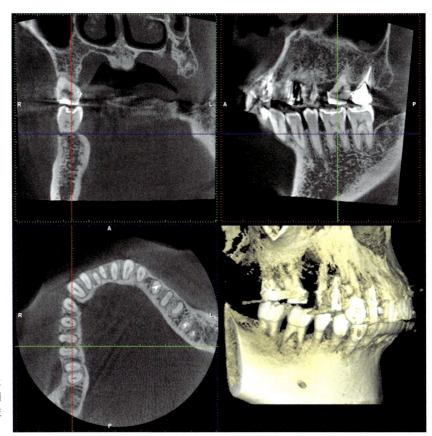

図10　CBCT写真から，根分岐部病変も疑われる．デンタルエックス線写真ではわかりにくい骨欠損の状態も，CBCT画像では容易に確認できる．7 6 の根分岐部病変も把握しやすい．

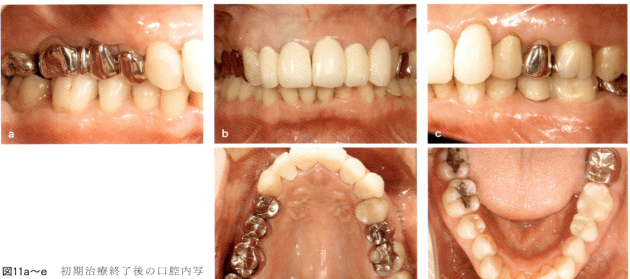

図11a～e　初期治療終了後の口腔内写真．プラークコントロールも良くなり，歯肉の状態も良好になってきた．

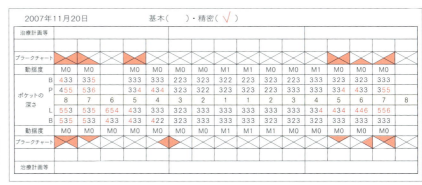

図12　初期治療終了後のプロービングチャート．プラークスコアは19%と大幅に改善された．ポケットデプスの臼歯部は，深いところでは6 mmとかなり深い．

39

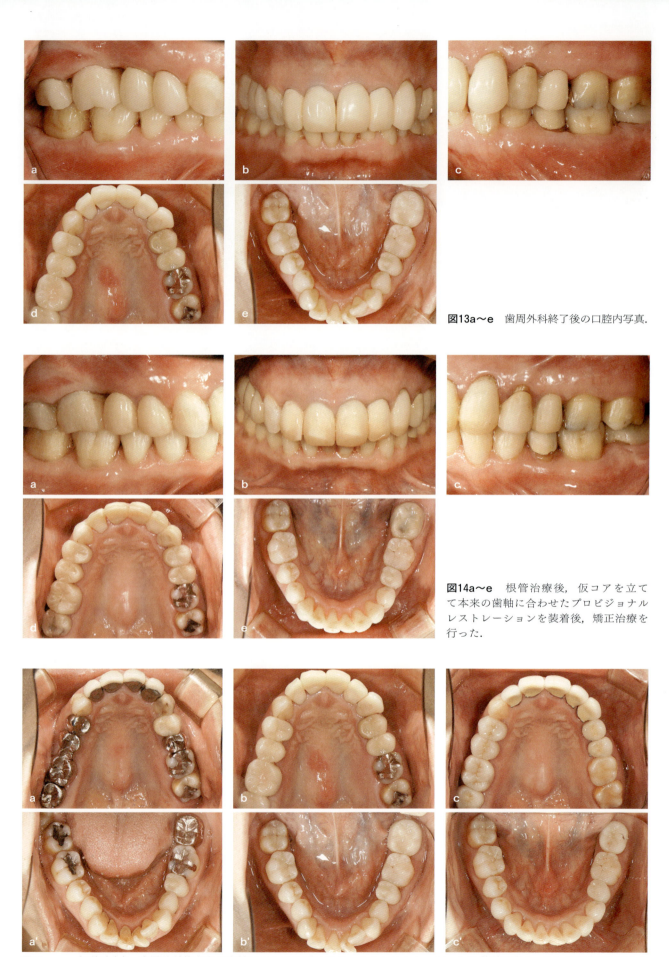

図13a〜e 歯周外科終了後の口腔内写真.

図14a〜e 根管治療後，仮コアを立てて本来の歯軸に合わせたプロビジョナルレストレーションを装着後，矯正治療を行った.

図15a〜c 初診時(a)，歯周外科後本来の歯軸に合わせたプロビジョナルレストレーションを装着時(b)，そして治療終了時(c)の咬合面観．理想的な歯のポジショニングと歯軸の改善が認められる.

CHAPTER 2 検査・診断の必須事項と基本事項

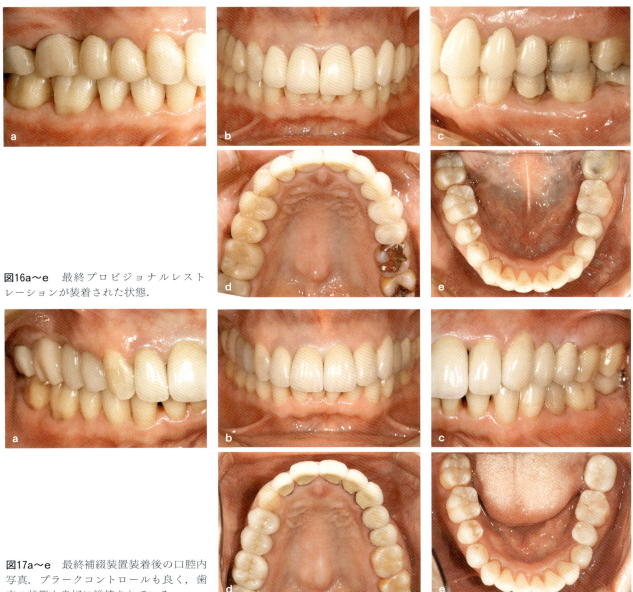

図16a〜e　最終プロビジョナルレストレーションが装着された状態．

図17a〜e　最終補綴装置装着後の口腔内写真．プラークコントロールも良く，歯肉の状態も良好に維持されている．

> **POINT　効果的な補綴前治療の重要性**
>
> 　根管治療後，仮コアを立てて本来の歯軸に合わせたプロビジョナルレストレーションを装着する．続いて矯正治療を行った後，歯根軸方向を修正し，補綴治療へと移行した．患者は審美性の改善と顎関節症が主訴であったため，全顎的な補綴治療を行う前に，まず歯周外科をともなう歯周治療と咬合の安定を図った．理想的なゆとりのあるU字型の歯列と咬合の改善を目的に矯正治療を行った．前歯に限らず，既存の補綴装置の再製をともなう矯正治療を行う場合には，本来の歯の形態に戻したプロビジョナルレストレーションを装着した後に矯正治療を行うことが重要である．このことで，歯根の歯列内でのポジションも適正化される．

41

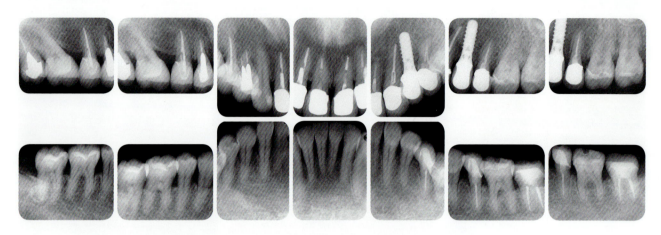

図18
図19

図18, 19 治療終了時のデンタルエックス線写真とプロービングチャート．治療前に5〜6mmあったポケットデプスも2〜3mmに改善された．プラークコントロールも良好で，歯周組織は健全な状態に改善された．

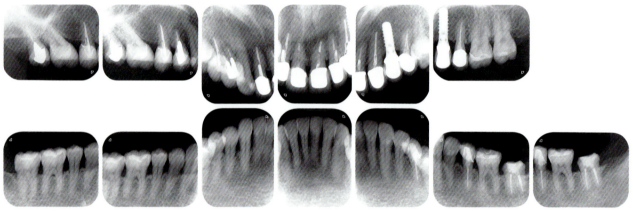

図20 治療終了後5年経過のデンタルエックス線写真．

本症例のまとめ

歯周再生治療と咬合関係の改善を目的に矯正治療を行った．CBCT画像診断は，デンタルエックス線画像だけではわかりにくい歯列内での歯軸の診査や骨欠損状態の診査に有効であるだけでなく，3Dレンダリング画像を応用することでイメージが可視化され，患者へのプレゼン効果も高い．また，口腔内写真，スタディモデル，デンタルエックス線写真，歯周組織検査などの資料を使用して患者に治療経過と治療結果を説明することにより治療効果を実感してもらいやすく，メインテナンスへの意欲とその重要性への理解にもつながる．

3 デンタルエックス線写真から見えるもの

1．歯周組織のわずかな変化にも注意

　健康な歯周組織，中等度歯周病および重度歯周病のデンタルエックス線写真とCT画像による三次元的な歯槽骨像は**表2（P.44〜45）**を見ていただきたい．また，エックス線写真からは根尖病変と骨欠損の診査診断が可能である（**図21**）．

　補綴治療においても歯周組織画像のわずかな変化をデンタルエックス線写真で観察することが，補綴治療前の診断のみならず，その長期安定のための経過観察には重要である．正常な歯周組織のデンタルエックス線画像をつねに念頭において，注意深く観察することが大切である（**図22**）．

　デンタルエックス線写真で診査する際，**表3（P.46）**に挙げる項目を意識して読影することが重要である．術前診査のみならず，治療結果，経過観察

エックス線写真から
可能な根尖病変と骨欠損の診断

- う蝕の有無
- 根尖病変の有無
- 歯根破折の有無
- 骨欠損の有無と程度

図21　エックス線写真から可能な根尖病変と骨欠損の診断．

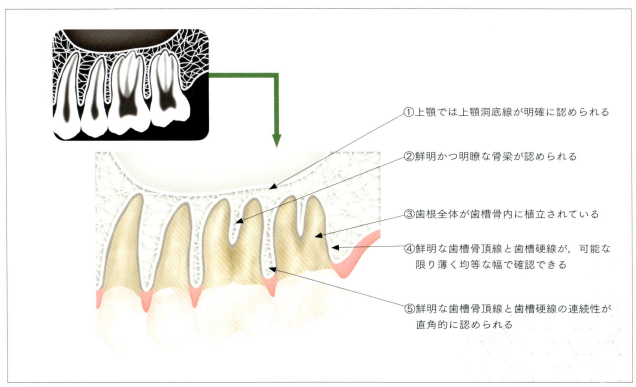

①上顎では上顎洞底線が明確に認められる

②鮮明かつ明瞭な骨梁が認められる

③歯根全体が歯槽骨内に植立されている

④鮮明な歯槽骨頂線と歯槽硬線が，可能な限り薄く均等な幅で確認できる

⑤鮮明な歯槽骨頂線と歯槽硬線の連続性が直角的に認められる

図22　正常な歯周組織のデンタルエックス線像とは？[1]．①〜⑤のことを念頭において，わずかな変化も見逃さずに観察することが初期の病変を発見するには必要である．

表2　デンタルエックス線写真とCT画像から見えるもの

健康な歯周組織の デンタルエックス線写真と CT画像による 三次元的な歯槽骨像	中等度歯周病の デンタルエックス線写真と CT画像による 三次元的な歯槽骨像	重度歯周病の デンタルエックス線写真と CT画像による 三次元的な歯槽骨像
・歯槽硬線は境界明瞭な白線として認められる	・歯槽硬線は一部不明瞭で，白線として認められる	・歯槽硬線は不明瞭で，明瞭な白線としては認められない
・歯根膜腔は均一で薄く明瞭な黒線として認められる	・歯根膜腔は不均一で，一部に拡大像も認められる	・歯根膜腔は不均一で，一部に拡大像も認められる
・骨梁は明瞭な網目状に観察される	・骨梁は明瞭な網目状に観察される	・骨梁は不明瞭で，不均一な像として観察される
・骨吸収は認められない	・水平性の骨吸収が認められる	・水平性および垂直性の骨吸収が認められる
・骨頂部はCEJの2〜3mm下で薄い緻密骨で覆われ，明瞭な白線として認められる	・骨頂部の薄い緻密骨で覆われた明瞭な白線は一部消失している	・骨頂部の薄い緻密骨で覆われた明瞭な白線はほとんど認められない

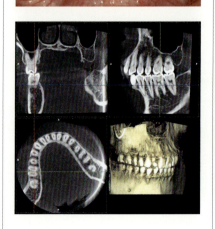
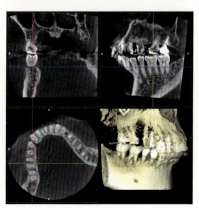
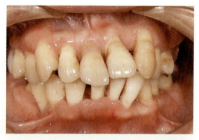
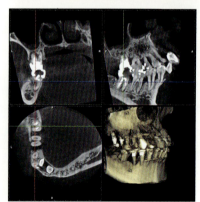

健康な歯周組織のデンタルエックス線写真

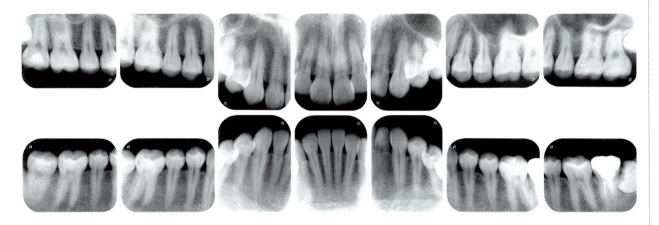

中等度歯周病のデンタルエックス線写真

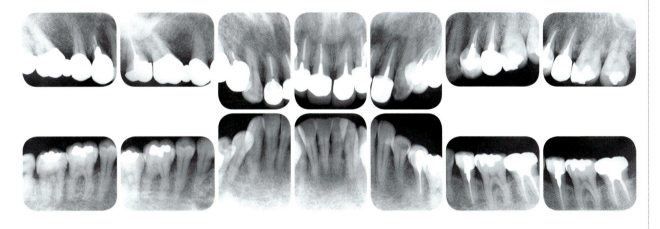

重度歯周病のデンタルエックス線写真

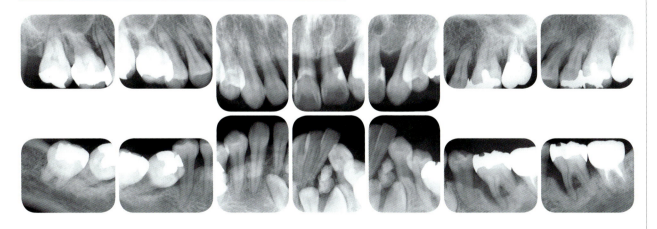

表3 歯周組織を観察するうえでのエックス線写真読影のチェックポイント

チェックポイント	歯周病変に特徴的な所見	根尖病変に特徴的な所見
□明瞭な「歯槽硬線」が認められるか □「歯槽硬線」の連続性は認められるか	□明瞭な「歯槽硬線」と「歯根膜腔」の消失がある	□「歯槽硬線」の連続性がない
□明瞭な「歯槽骨頂線」が認められるか	□「歯槽骨頂線」の不明瞭化がある（→歯槽骨が安定している状態では，明瞭な「歯槽骨頂線」が認められることが多い）	
□明瞭な「骨梁」は認められるか	□不明瞭な「骨梁」がみられる（加齢や過度な咬合力などにより，不透過性が増し，骨梁が不明瞭になる）	□根尖部の「骨梁」の不明瞭化
□正常像にはない透過像や不透過像（＝骨硬化像など）はないか	□根分岐部病変がある	□根尖部の透過像と「骨硬化像」がある（その強弱，範囲をみる） □根尖吸収がある（その程度をみる）
□咬合性外傷の所見はあるか ・「歯根膜腔」の拡大と「歯槽硬線」の消失 ・歯根周囲の「骨梁」の変化 ・歯根吸収	□「歯根膜腔」の拡大がある（動揺がある，咬合性外傷が疑われる） □不明瞭な「骨梁」がみられる（加齢や過度な咬合力などにより，不透過性が増し，骨梁が不明瞭になる）	

デンタルエックス線写真は，唇頬－舌口蓋の皮質骨を通して骨内部の状態を読影しているので，皮質骨が厚いケースでは読影が難しい場合もある．

時もつねに規格性のあるクオリティーの高いデンタルエックス線写真で評価することが，読影力を磨くことにつながる．デンタルエックス線画像は，二次元画像ではあるが，三次元画像である歯科用CBCTに比べ，画質のクオリティーが高く，被曝線量も圧倒的に少なく，規格性のある資料としてとても有効な診査資料である．一方で臼歯部など皮質骨の厚い部位では，明確な診断が難しい．そのような場合では，CBCT画像は有効な診査ツールとなる．日々の臨床において，歯周治療時では歯周外科での骨欠損形態とデンタルエックス写真で読影していたイメージを確認したり，CBCTを撮影した際には，それと比較したりすることで，デンタルエックス線写真の読影力を磨いておくことが肝要である．

2．［症例2］：病変部位の再生の観察・評価（図23〜26）

7¯に重度の歯周病による垂直性骨吸収が認められ

る．遠心部のプロービングデプスは9mm，動揺度2度であった．エックス線所見では，6¯7¯部の歯槽骨頂線も不明瞭化し，7¯部の骨梁は不明瞭で，遠心歯根面は粗造，根尖部付近に及ぶ骨透過像が認められる．6¯の根分岐部にも骨透過像が認められる．

歯周外科時にフラップ弁を翻転したところ，実際の骨欠損形態とあらかじめ歯周組織検査とデンタルエックス線写真でイメージしていた骨欠損形態はほぼ一致していた．デブライドメントとルートプレーニングを行い，骨整形後，同部位にエムドゲイン®を応用した再生療法を行った．

術後2年経過時，デンタルエックス線写真より6¯の根分岐部病変の骨透過像は消失したが「歯槽硬線」の明瞭な連続性はまだ認められず，骨梁も不明瞭であった．術後4年時のデンタルエックス線写真からは，7¯の遠心部の「骨梁」は明瞭になり，歯槽硬線と歯槽骨頂線が直角的に連続性を帯びているのが認められた．

症例2 病変部位の再生の観察・評価

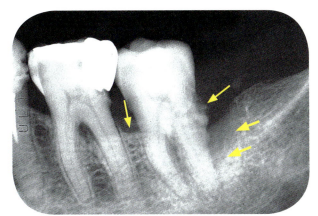

図23 7̲に重度の歯周病による垂直性骨吸収が認められる．遠心部のプロービングデプスは9mm，動揺度2度であった．エックス線所見では，6̲ 7̲部の歯槽骨頂線も不明瞭化し，7̲部の骨梁は不明瞭で，遠心歯根面は粗造，根尖部付近に及ぶ骨透過像が認められる．6̲の根分岐部にも骨透過像が認められる．

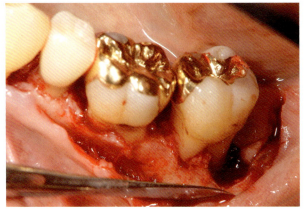

図24 同部位にエムドゲイン®を応用した再生療法を行った．

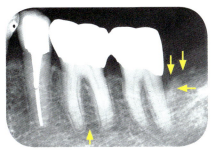

図25 術後2年経過時．6̲の根分岐部は，骨透過像の消失と「歯槽硬線」の連続性が認められる．しかし，7̲の遠心部の骨透過像の縮小化から骨の再生を期待できるが，骨梁および歯槽骨頂線は不明瞭で，歯槽硬線との連続性も認められない．

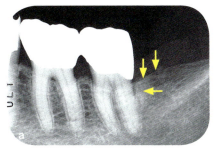
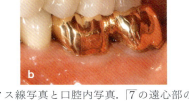

図26a, b 術後4年経過時のデンタルエックス線写真と口腔内写真．7̲の遠心部の「骨梁」も明瞭化し，明瞭な歯槽硬線と歯槽骨頂線が直角的に連続性を帯びているのが認められる．

POINT デンタルエックス線写真は規格性が重要

規格性のあるデンタルエックス線写真は，歯周組織の治療経過を読み解くことができる有効なツールである．CBCTの3D画像と歯周外科時などで実際の骨形態を確認することで，経験とともにその読影力を磨くことができる．

本症例のまとめ

6̲の分岐部病変，7̲遠心の垂直性の骨吸収は，咬合性外傷の影響が強いケースが多い．咬合力のコントロールと歯周環境の整備を行った後，経過観察時での定期的な規格性のあるデンタルエックス線診査が，治療結果の考察とトラブルの早期発見だけでなく，患者のメインテナンスを続けていくことに対するモチベーションの向上につながる．

症例3 治癒の観察・評価により保存的治療へ

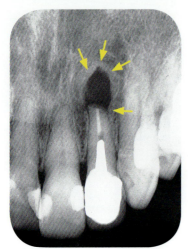
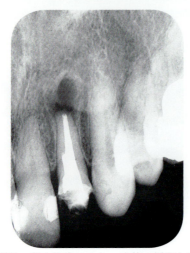
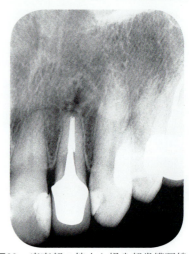

図27 患者は他医院で歯根端切除術を受けたが，前医より経過不良の場合は抜歯との説明を受けていた．その数か月後に根尖部の腫脹を認めたため，抜歯後インプラントを希望されて来院．デンタルエックス線写真から，濃い骨透過像と根尖部切除像が認められる．

図28 歯内治療により，症状の緩和と病変部分の縮小を図った後に抜歯することを患者に説明．

図29 病変部の縮小と根尖部歯槽硬線の連続性が確認できたので，保存的治療に変更した．

POINT　Questionable Tooth でも最善を尽くすことが重要

根尖病変が大きい場合は保存不可能と診断した歯でも，少しでも歯槽骨の状態を改善するために根管治療を行ったり，矯正的移動をさせることは，その後の処置の難易度を少しでも下げるために有効な手段である．

本症例のまとめ

歯根端切除術を行った歯の予後不良歯で抜歯と診断し，その後の処置としてインプラント治療を計画した．根管治療によって歯根膜による歯周組織の回復を期待して経過観察を行った結果，予想を超えた治癒を観察できた．結果としてこの症例は保存治療に変更できた．患者には抜歯と思っていた歯を残せたことでとても喜んでいただいた．

3．［症例3］：治癒の観察・評価により保存的治療へ（図27～29）

患者は他医院で歯根端切除術を受けたが，前医より経過不良の場合は抜歯との説明を受けていた．その数か月後に根尖部の腫脹を認めたため，抜歯後インプラントを希望されて来院．デンタルエックス線画像から，濃い骨透過像と根尖部切除像が認められた．いったん消炎処置を目的に歯内治療後，症状の緩和と病変部分の縮小をみて抜歯することを患者に説明した．その後，歯内治療後の経過観察で病変部の縮小と根尖部歯槽硬線の連続性が確認できたので，抜歯を中止し，保存的治療に変更した．

CHAPTER 2　検査・診断の必須事項と基本事項

症例4　歯内治療後の根尖周囲の歯槽骨梁の変化に注目

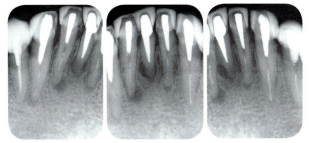

図30　中等度歯周病で前歯部全体に歯槽骨吸収が認められる．3十2に根尖病変が認められる．

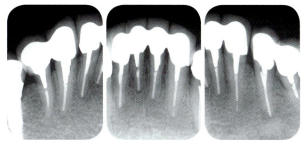

図31　術後約3年．3十2の根尖病変は，ほぼ消失し，歯槽骨頂線部の緻密骨像も明瞭になり，良好な治癒経過が認められた．

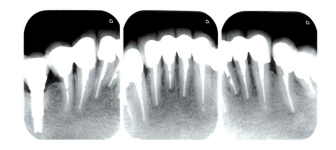

図32　術後約15年．3十2の根尖周囲の歯槽骨骨梁，歯槽骨頂線部の緻密骨像も明瞭になり，良好な治癒経過が認められた．

> **POINT　感染根管治療はデンタルエックス線写真で経過を観察し評価をすることが重要**
>
> 感染根管治療における根尖病変像として典型的な根尖部透過像とその周囲に見られる骨硬化像，そして不明瞭な骨梁が見られる．経過を見ていくと，良好に治癒している場合は，明瞭で連続した歯槽硬線と歯根膜線が根尖周囲で一様に見られ，骨梁と一様に明瞭に認められる．

本症例のまとめ　中等度歯周病を認める患者に全顎的な歯周補綴治療を行った．3年に一度ほどの定期的な規格性のあるデンタルエックス線写真による診査から良好な治癒経過を患者と共有できることが，結果として経過観察の重要性を患者に理解してもらうことにつながった．

4．［症例4］：歯内治療後の根尖周囲の歯槽骨梁の変化に注目（図30～32）

患者：50歳，女性．中等度歯周病で前歯部全体に歯槽骨吸収が認められ，3十2には根尖病変が認められた．全顎的な歯周補綴治療を行った．治療終了後，約3年経過後のメインテナンス時にデンタルエックス線写真による経過観察を行った．3十2の根尖病変は，順調な経過を示し，術前の根尖部透過像もほぼ消失していた．歯槽骨頂線部の緻密骨像も明瞭になり，良好な治癒経過が認められた．術後約15年経過後のメインテナンス時にデンタルエックス線写真による経過観察を行った．3十2の根尖周囲の歯槽骨骨梁，歯槽骨頂線部の緻密骨像も明瞭になり，順調な治癒経過が認められた．

4　歯科用コーンビーム CT から見えるもの

　歯科医療現場における現在の歯科用コーンビームCT(CBCT)の普及は，インプラント治療のみならず，歯科治療全般に大きな変革を招きつつある．それは，従来からのデンタルエックス線写真やパノラマエックス線写真などの二次元的画像から三次元的画像への画像診断方法の変化ということだけでなく，3Dレンダリング画像に象徴されるように，患者に対するプレゼンテーション資料としても大きな効果を発揮している(図33〜35)．

　しかし，その反面，被曝線量の大きさ(図36)や画像解像度の低さ，3Dレンダリング画像の信頼性，歯科用金属や体動によるアーチファクトの影響，軟組織診断の限界などの欠点も指摘されている．当然のことながらCBCT画像があれば，デンタルエックス線写真やパノラマエックス線写真が必要ないというわけではない．術者は，このCBCTの利点のみならず，その欠点および盲点も十分に理解し，これらのエックス線画像を有効に利用し，効果的に診断に役立てる必要がある．

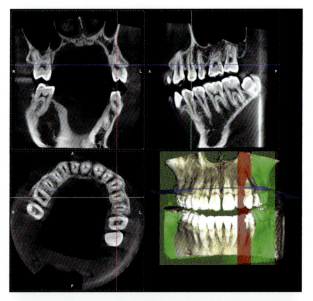

図33　歯科用 CBCT による三次元画像解析で，水平断像(咬合面断像)，横断像(矢状断像)，縦断像(前頭断像)の診査が可能になり，従来のエックス線検査では不可能であった歯槽骨の形態，根管，歯周組織，顎関節，歯の解剖学的位置関係などの三次元的観察が可能になった．

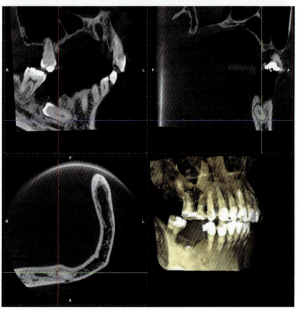

図34　[5]の埋伏歯の顎骨内での位置関係，とくに下顎管との関係を把握するためのCT画像．

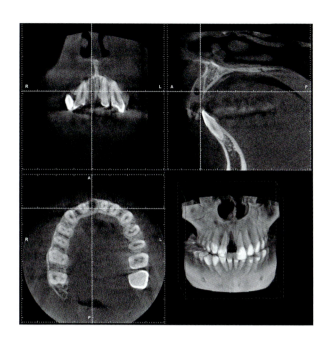

図35 インプラント治療において，インプラント埋入部の骨形態の把握，埋入位置の決定などにも非常に有効な資料である．

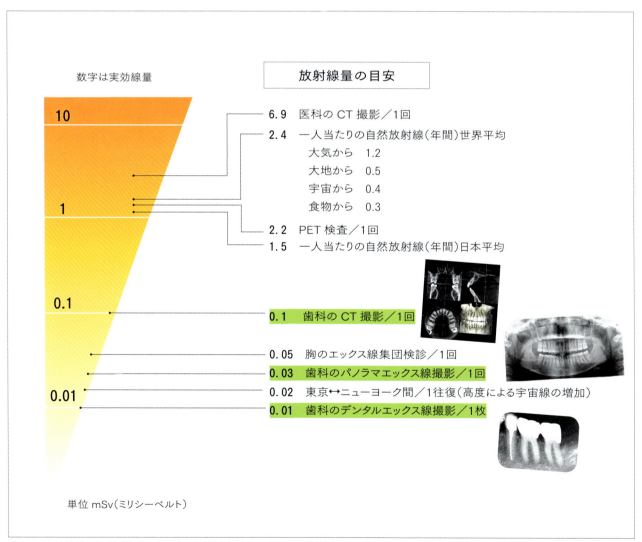

図36 放射線量の比較（数値は目安）．医科・歯科のエックス線撮影は，撮影する部位や撮影方法，撮影に使用する装置の種類によって受ける放射線量が異なる．また，海外渡航時に受ける宇宙線の量も，時期や渡航条件によって数値に違いが出る（参考文献2より引用改変）．

5 CT画像診断で歯科治療は変わった

1．CBCTの普及が与える影響

　インプラント手術において，エックス線写真でどのような情報を必要とするのか？　それは骨の解剖学的な形態，骨質と骨量，上顎洞の形態，上顎洞内の病態，眼窩下神経，後上歯槽神経，下顎管，オトガイ孔，顎舌側筋線の形態，切歯孔，隣接歯根の形態などのインプラント埋入手術にあたり解剖学的制約となりうる情報の収集であろう．これらの関係を三次元的に正確に把握することがエックス線診査の目的である．

　インプラント治療も成熟期を迎え，これまでトップダウントリートメントのためのGBR法やサイナスフロアエレベーションなどの骨造成法がつねにトピックになっていたが[3]，次第にこれらは確立された術式となりつつある．患者は，少しでも短期間で安全な，そして低侵襲な治療を望むようになってきた．そこで即時埋入，即時荷重という術式がインプラント治療においてトレンドとなっている．その後，CT画像ソフトの進化とCBCTの普及で，これまでの治療結果を三次元的に評価することができるようになってきた(**図37**)．その結果，これまで行われてきた術式の再評価がなされ始め，これまでの骨造成法の予知性や術式に疑問の声が上がり始めるようになった．これらのことから，症例によっては，より正確な診断を行い，既存骨を最大限に利用して期間の短縮と最小限の侵襲を考えたインプラント治療が提唱され始めた．

　そこに登場したコンピュータシミュレーションシステムやコンピュータガイデッドシステムを利用したインプラント治療が提唱され，現在では臨床家の間で多くの症例に応用されている．しかし，このコンピュータガイデッドシステムを利用したインプラント手術に対してもいくつかの問題点が報告されている．Schneiderらは，システマティックレビューで，限られたデータと比較的短期間の観察期間であるが，コンピュータガイデッドシステムを利用したインプラント埋入手術について，手術初期に起こった合併症は9.1％，初期の補綴的合併症は18.8％，補綴後期の合併症は12％に見られたと報告している[4]．これらの文献から，この治療方法も決してリスクの少ない治療方法とはいえないことがわかる．彼らは，さ

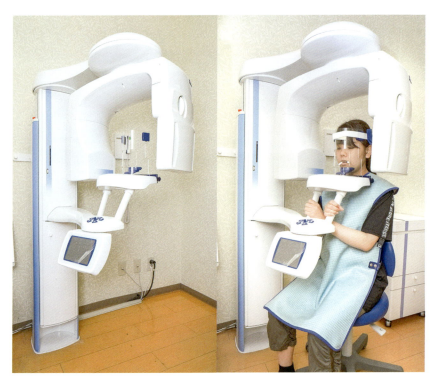

図37　当医院で使用している歯科用コーンビームCT(CBCT)．Planmeca ProMax 3 D Max(ジーシー，Planmeca Japan)．

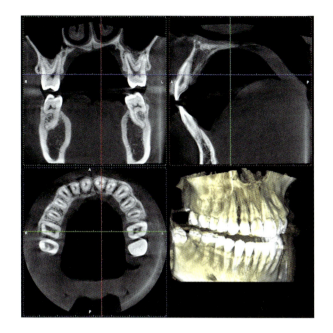

図38 ビュアー上で断層方向を正確に合わせ診断することが重要である．左上の画像は縦断像(前頭断像)で，上顎洞および6|6の頬舌的形態を把握できる．右上の画像は横断像(矢状断像)で，|1の歯根の頬舌的形態を把握できる．左下の画像は水平断像(咬合面断像)で根管の形態および歯列内での歯の位置が把握できる．

らなる長期観察された臨床研究と，より正確な部位への埋入術式を考えたシステムの改善が求められると締めくくっている[5]．

しかしながら，CBCTの出現と画像診断が普及していくにつれて，インプラント治療の術前診査のみならず，重度歯周治療や歯内治療にもCT撮影が必要不可欠になりつつあるのも事実であろう．

CBCTは，従来からのデンタルエックス線画像やパノラマエックス線画像に比べ，三次元的な形態や骨質などを把握しやすく，スケールがビュアー画面上に表示されるため，比較的容易に形態的特徴を把握できるが，医科用CTと比較して，正確なCT値の把握ができないことや，軟組織と硬組織の境界がやや不明瞭な画像となりやすいため，皮質骨の欠損している場合には，正確な診断が難しいことなどが欠点として挙げられている．しかし従来のCT装置で得られた画像と比較すると，鮮鋭度に優れ，歯槽骨の形態をより正確に把握し，その幅や高さを従来からのCTに比べ正確に計測することが可能になった．天然歯における抜歯か非抜歯かの診断にも効果的な役割を果たし，3Dレンダリング画像などを用いて患者に説明しやすいことで，患者説明用ツールとして，またインプラント手術のタイミングや方法を決める診断に効果を発揮している．

このように歯科用コーンビームCTは，インプラント治療のみならず，歯周治療や歯内治療にも大きな影響を及ぼしつつある．デンタルエックス線写真やパノラマエックス線写真では認められにくかった厚い皮質骨に囲まれた部位での歯槽骨内病変，とりわけ根尖病変が原因と思われる歯性上顎洞炎は，CT画像では思った以上に多くの症例に認められるように思われる(**P56の症例5**)．このことから，従来のデンタルエックス線写真やパノラマエックス線写真では，頬舌側に厚い皮質骨に阻まれている部位の骨内病変の診断が難しいことがわかる．

2．CT画像診断

CBCTで画像診断するうえで，CBCT画像の特徴を理解しておく必要がある．

(1)ビュアー上では断層方向をできるだけ正確に合わせ診断する

各メーカー機器によって多少の差はあるが，基本的に頭部をエックス線管球とエックス線センサーが回転することによって得られたデータをコンピュータ状で処理し，構築した画像がモニター上に映し出されている．術者はその画像を基に，パソコンのモニター上で矢状断，冠状断，軸位断方向に切断した断層像を観察していることになる．注意しなくてはならないのは，この断層面の方向によって距離や角度の測定値に差が生じることである．つまり，術後などの評価をするにあたっては，各々の断層面の切

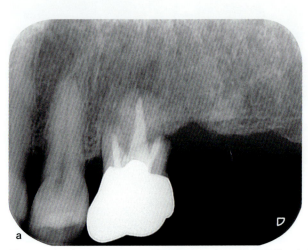
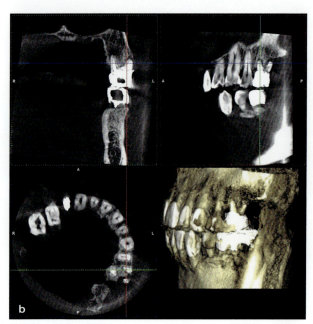

図39a, b デンタルエックス線写真では，⌊6の根尖病変の大きさや骨吸収の程度は把握しにくい．CBCTでは，歯槽骨の形態や根尖病変の大きさも具体的に把握できる．

断方向の座標を合わせていなければ正確な評価は得られない（図38）．

（2）CT画像とデンタルエックス線画像の透過像と不透過像の違い

　従来のパノラマエックス線写真やデンタルエックス線写真で映し出された画像で見られるエックス線透過像とエックス線不透過像と，それに相似したCBCT画像における白と黒の明るさで表現された画像とは少し異なることに留意が必要である．ヘリカルCTでは，エックス線吸収度からCT値が算出され，CT値の高低により白と黒に表現される．正確なCT値が算出できないCBCT画像は，相対的な値を基に構築された画像であるために，明暗で表現される像が必ずしも正確に表現されているとは限らない（図39a, b）．

　しかし，最新のCBCTなどでは，相対値ではあるがヘリカルCTと比較しても，かなり正確なCT値が算出できる機器も出てきている．それでも薄い骨の輪郭は，軟組織と硬組織の境界が不鮮明になりやすいので注意が必要である．また，LekholmとZarbが提唱した骨質の分類とCT値はほぼ無関係と考えられたという報告もある[6]．しかしながら，一般にはCBCT画像で描写された骨梁構造を骨質の診断の参考にすることは有効であろう[7〜9]．

（3）アーチファクトに注意する

　CT画像に悪影響を及ぼす大きな因子の1つにアーチファクトが挙げられる．金属などエックス線吸収度の高い（CT値の高い）物質が口腔内にたくさんあるとアーチファクトの影響が大きくなりやすく，硬組織の正確な診断が難しくなる．また，一般的にエックス線量が少ないとアーチファクトの補正をソフトウェア上でかけても画質が低下しやすくなる．前述したように，CBCTは正確なCT値が求められないために，通常のデンタルエックス線画像で表現される透過像，不透過像とは異なって表現されることがあるので注意が必要である．

　つまり，CBCT画像上で透過像があるように映し出されていても，それは，必ずしも骨欠損やう蝕，骨内病変を表現しているとは限らないので，デンタルエックス線写真などと比較しながら，慎重に診断していくことが重要である（図40）．

（4）被写体が動くことによる画像のゆがみ（モーションアーチファクト）

　撮影中に被写体が動くことで画像にゆがみが生じる．とくに高齢の患者などでは，撮影時間が通常の

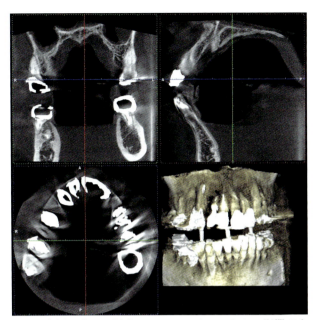

図40 金属の多い口腔内では，アーチファクトの影響が大きくて画質が低下する．そのため，治療時に既存の補綴装置を除去する予定がある場合は，除去後に CT 撮影したほうがより良い画質が得られる．

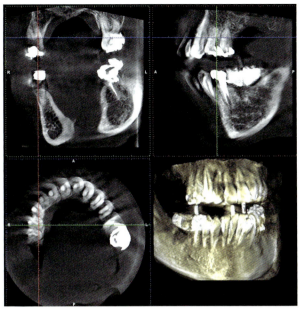

図41 モーションアーチファクトは，撮影中に患者が動くことで画像にゆがみが出るので，注意が必要である．

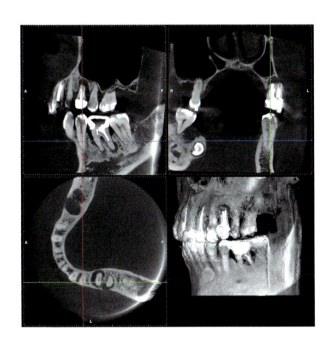

図42 3Dレンダリング画像は，あくまでも立体像の把握で，正確な診断をするためには水平断像（咬合面断像），横断像（矢状断像），縦断像（前頭断像），それぞれの断層像の解析が必要である．

エックス線撮影より長い CBCT 撮影では，患者の動きには注意が必要である．わずかな動き（1mm 以下）でもアーチファクト状の陰影や画像のゆがみが出てくる[10]（図41）．

（5）3Dレンダリング画像のとらえ方

3Dレンダリング画像は，患者説明用ツールとしてはきれいでわかりやすく，大きな効果を発揮するが，診断に使用する画像としては参考程度にするべきである．3Dレンダリング画像は，きれいであればあるほど，元のデータを忠実に反映したものではなく，ソフト上でノイズやアーチファクトを除去して表面を滑らかに構築したものである．つまり，ある程度作られた画像ということになる．この画像を基に診断を下し，治療計画を立てるべきではない．

デンタルエックス線写真やパノラマエックス線写真では，上顎洞内の診断は難しい．そのため，CTCB 画像で診断する機会が増えると，歯内治療が

症例5 上顎臼歯部におけるインプラント埋入（歯内治療を確実に行う）

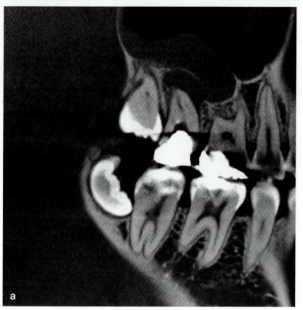
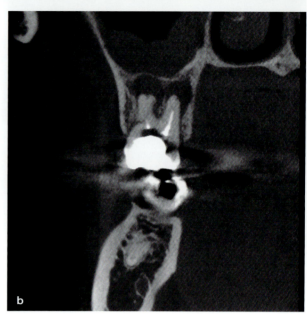

図43a, b CT画像で見ると，根尖病変はデンタルエックス線写真で見るよりも大きく，根尖病変は上顎洞まで及んでいて，歯性上顎洞炎を起こしているように見える（大分県開業の加來慶久先生より術前CT画像提供）．

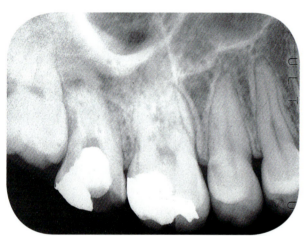
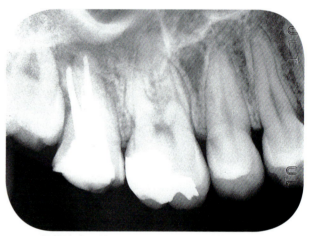

図44 デンタルエックス線写真では，7に小さな根尖病変が認められる程度である．

図45 根管治療の後のデンタルエックス線写真．根尖病変は消失しているようにみえる．

施されている歯による歯性上顎洞炎の頻度は，これまで想像していたよりもはるかに多いことに気付かされる（**図42**）．

3．［症例5］：上顎臼歯部におけるインプラント埋入（図43～45）

上顎臼歯部におけるインプラント埋入（歯内治療を確実に行う）を行う．**図43a, b**のように，CBCT画像から，上顎臼歯部（7）の慢性根尖性歯周組織炎が原因と思われる上顎洞炎が疑われる．しかし，デンタルエックス線写真（**図44**）からはまったく識別できない．根管治療の後，術後のデンタルエックス線写真（**図45**）とCT画像（**図46**）を比較してみると，CT画像から術前の上顎洞炎は消失しているのが認められる．この症例のように，歯性上顎洞炎が原因と診断できる場合は，歯内治療を確実に行うことによりインプラント埋入手術における上顎洞内へのアプローチを安全で確実に行うことができる．

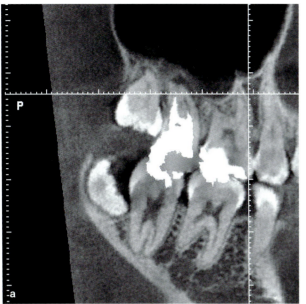
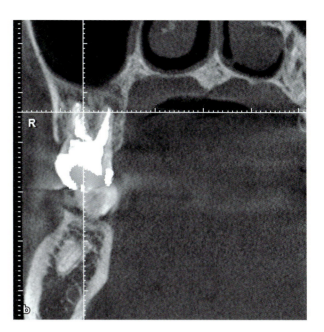

図46a, b　術後 CT 画像にて上顎洞炎の消失が認められる．

POINT　インプラント治療に求められる CT 画像診断の要件

①明瞭な骨の解剖学的形態の再現像
②正確な骨質を表現できる解像度
③インプラント埋入手術で解剖学的制約となる骨内血管や神経の正確で明瞭な描写
④ CT 画像内のスケールに表示される計測値が正確である
⑤アーチファクトによる影響が少ない
⑥被曝線量が少ない

POINT　インプラント治療における歯科用コーンビーム CT の応用法

①インプラント手術前診査
② 3 D モデルを応用したインプラント手術のシミュレーション
③コンピュータガイデッドシステム
④ CAD/CAM を応用したテンプレートの製作
⑤ 3 D 画像を応用した各種インプラント用機器の応用
⑥術後の評価

　　デンタルエックス線写真では，上顎臼歯部の根尖病変は，頬骨と頬側の歯槽骨に影響され，正確な診断は難しい．ましてや歯性上顎洞炎の診断はほとんどできない．CT 画像で見ると，根尖病変はデンタルエックス線写真で見るよりも大きく，根尖病変は上顎洞まで及んでいて，歯性上顎洞炎を起こしているようにみえる．術後 CT 画像にて上顎洞炎の消失が認められた．

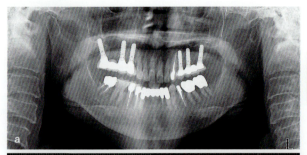
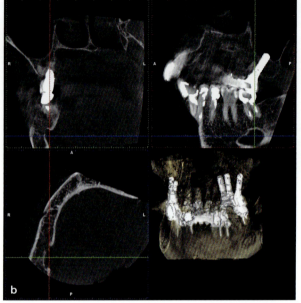

図47a パノラマエックス線写真では，下顎右側臼歯部に腫瘍のような透過像が認められる．
図47b CBCT画像で確認すると，右側下顎骨の顎舌骨筋窩の一部であることがわかる．

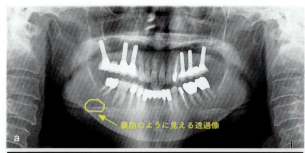
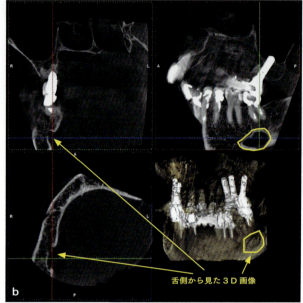

図48a 黄色でマークした部分は囊胞のように見える透過像．
図48b 黄色でマークした部分は舌側から見た3D画像．このようにパノラマエックス線写真では，口腔内の全体像を1枚の画像で確認することができることは大きな利点であるが，骨の三次元的形態もイメージして読影することが重要である．

4．デンタルエックス線写真，パノラマエックス線写真およびCTの相関関係

（1）パノラマエックス線写真の盲点と利点，パノラマエックス線写真とCTの相関関係

　パノラマエックス線写真の撮影法の利点は，顎骨全体を二次元的に1枚のエックス線写真像で把握することができる点である．顎骨病変やう蝕，根尖病変，歯周疾患の有無とその状態，顎骨における下顎管の位置関係，上顎洞などの副鼻腔や鼻腔の形態や疾患の有無，唾石症など多くの疾患の診断に有効である．主訴以外の歯や口腔内全般に潜在する病態のスクリーニングにも有効に利用できることから，一般歯科医院でも必要不可欠な撮影法となっている[1]．

　しかしその読影方法を誤ると，大きな落とし穴に陥ることになる．パノラマエックス線写真を観察していると顎骨内に見慣れない像を見たり，解剖学的構造が異常に見えたりすることがある．これらはパノラマ撮影の機構上の問題と，患者の位置づけなどが原因となって起こる．

　たとえば，左右反対側の強いエックス線不透過像が存在すると，それが顎骨上に障害陰影として映ってくる場合がある．また上下顎骨の正中部には頸椎が重複してくるため，正中部に頸椎の障害陰影として映し出される．この椎体間隙部が歯根部と重なると根尖病変と見誤ることがある．

　そのほかに顎骨内の骨梁構造が粗な場合などは病変のように見られたり，骨梁の少ない部分に囊胞が存在するように見られることもある．

　パノラマエックス線写真の撮影では患者の顔面，とくに前歯部の位置づけが悪いと，顎骨の大きさが拡大，縮小されて映る．一般的に下顎を突き出して

CHAPTER 2　検査・診断の必須事項と基本事項

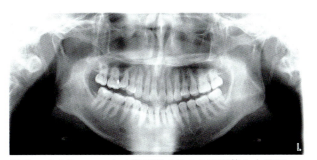

図49　パノラマエックス線写真で見える下顎管と上顎洞．

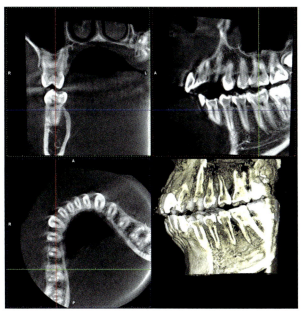

図50　CBCTでは下顎管も上顎洞も立体的に把握できる．

パノラマエックス線写真の臨床的活用方法とその利点

- 小児歯科治療において，乳歯，永久歯胚の有無と萌出永久歯との関係を，一度の撮影で診断できる
- 埋伏智歯の有無，顎骨内におけるその位置関係，歯根形態などの診断
- 一般歯科治療における治療歴の全顎的な診断
- 歯周病治療における全顎的な骨吸収状態の診断
- う蝕，根尖病変の有無などを全顎的に一覧できる
- 嘔吐反射の強い患者や，外傷を受けてデンタルエックス線フィルムの挿入が困難な患者などにおけるエックス線診断
- 無歯顎患者における顎堤診断

図51　パノラマエックス線写真の臨床的活用方法とその利点．

撮影すると横方向に拡大され，咬合平面は直線状になり，さらに前歯部が断層域から外れて不鮮明に映ったり，前歯が拡大した像になりやすい．反対に下顎を引いて撮影すると咬合平面は上向きの弧を描くようになり，下顎が縮小し臼歯部の隣接面が重なりやすい（図47, 48）．

（2）下顎管の位置

下顎管の下壁は明瞭に描記されやすいが，上壁は不鮮明となる傾向がある．さらに拡大率も一定ではなく，二次元的な位置関係のみしか読影できない．

それゆえ，インプラント治療や埋伏智歯の抜歯などにおいて処置による侵襲が下顎管に近接するおそれのある場合は，パノラマエックス線写真のみでは正確な診断はできない（図49）．

（3）上顎洞の診断

パノラマエックス線撮影は，管球とフィルムが患者の周りを回転して行われる断層撮影であることから，頬骨突起や下鼻甲介など上顎洞部に重なるさまざまな解剖学的構造物があり，内部の状態を正確に現しているものではない．そのため，一般にパノラ

マエックス線写真では上顎洞の診断は難しい．上顎洞を診断するポイントは上顎洞の大きさ，形態，輪郭，内部の透過性，隣接する歯との位置関係などが重要となる．しかし，パノラマエックス線像では上顎洞全体が不透過像として見られたからといって，必ずしも上顎洞内病変ではないということを理解しておかなければならない（**図50**）．

（4）パノラマエックス線写真の臨床的活用方法とその利点

このようにパノラマエックス線写真の臨床的な利点は多いが，歯科治療で一般的に撮影されるデンタルエックス線写真に比べると解像度に劣る（**図51**）．

一方，CT撮影画像の利点は歯および顎骨を三次元的に把握できることである．上顎洞の正確な診断や下顎管の三次元的位置関係も正確に把握できる．しかし，現在の歯科臨床において主流を占めつつあるCBCTが，医科用CTに比べ硬組織に対して高解像度であることと，被曝線量がかなり低いことが特徴であるとしても，デンタルエックス線写真に比べると解像度は圧倒的に低く，被曝線量にしてもパノラマエックス線撮影と比較すると10倍以上となる可能性がある．さらに口腔内に装着された補綴装置やインプラント体などの金属などによるアーチファクトが認められるために，その周囲の読影には注意が必要な場合がある．

これらのことから，それぞれの利点と盲点を理解して，症例に応じて最適な撮影方法を選択することが重要になってくる．

5．［症例6］：下顎臼歯部の感染根管治療とCBCT（図52〜55）

患者は6⌋の咬合痛を訴えて来院した．デンタルエックス線写真からは，遠心根尖部に根尖病変と見られる透過像とその周囲の骨硬化像が認められた．CBCT像を見ると，近心根のみならず遠心根および分岐部に及ぶ骨透過像が認められた．感染根管治療を行い，症状が消失したのを確認し根管充填後，歯冠補綴を行った．術後1年のデンタルエックス線写真からは，透過像はなくなりつつあるが，骨梁はまだ不明瞭である．

6年後骨梁も明瞭で歯根膜線および周囲の歯槽硬線も認められ，良好な治癒経過をたどっていることがわかる．

CHAPTER 2　検査・診断の必須事項と基本事項

症例6　下顎臼歯部の感染根管治療とCBCT

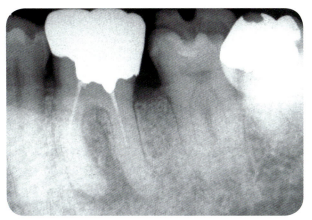

図52　6の咬合痛を訴えて来院した．遠心根尖部に根尖病変と見られる透過像とその周囲の骨硬化像が認められる．

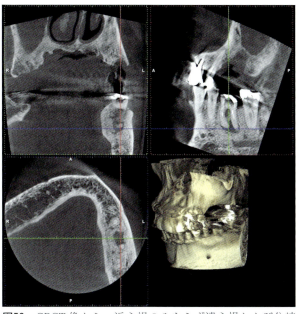

図53　CBCT像から，近心根のみならず遠心根および分岐部に及ぶ骨透過像が認められた．

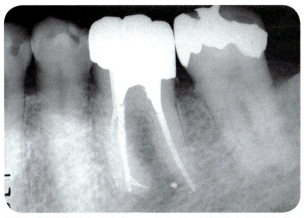

図54　透過像はなくなりつつあるが，骨梁はまだ不明瞭である．

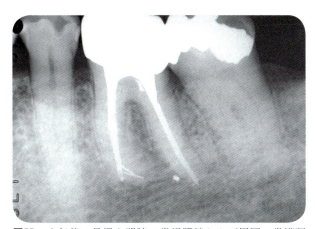

図55　6年後，骨梁も明瞭で歯根膜線および周囲の歯槽硬線も認められ，良好な治癒経過をたどっている．

> **POINT　皮質骨の厚い下顎臼歯部の根尖病変の診査はCBCTが有効**
>
> 　下顎臼歯部の根尖病変は，デンタルエックス線写真で見えるよりも大きいことが多いことがCBCT画像からわかる．皮質骨が厚く，慢性の骨炎を起こしている可能性がある場合は，CBCT画像診断が有効であろう．また，既存の補綴装置，メタルコアを除去する予定の場合は，メタルの除去後にCT撮影を行うべきであろう．

6 スタディモデルから見えるもの

　スタディモデルは記録資料としてもとても重要である．それからの分析で多くの情報を取得することができる．また，患者へのコンサルテーションツールとしても欠かせないものである．スタディモデルから見える診断項目として**図56**に挙げる．

　スタディモデルを注意深く観察することで，実際自分の目で見る口腔内や口腔内写真では気がつかなかった歯列や咬合関係，咬合接触状態などの立体的イメージをクリアにすることができる（**図57, 58**）．さらに矯正治療や咬合治療において経時的な変化を確認することができる．

スタディモデルから見える診断項目

① 顎位のズレの有無
② 歯列
③ 歯の傾斜，移動
④ 咬合関係
⑤ 骨隆起の有無と程度
⑥ 歯の形態

図56 スタディモデルから見える診断項目．

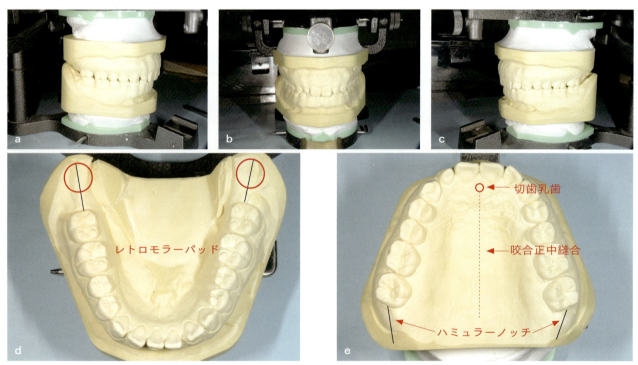

図57a〜e　スタディモデルは，口腔内ではわかりにくい歯列と咬合関係の詳細を把握することができる．

CHAPTER 2　検査・診断の必須事項と基本事項

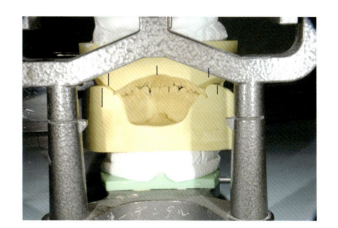

図58　左右のハミュラーノッチとレトロモラーパッドの位置から下顎位のズレがないかどうかの診断ができる．口腔内では，見ることのできない，後ろからの咬合関係を把握することができる．このことにより下顎位のズレを診断する有効な材料の一つになる．

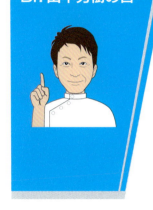

Dr. 田中秀樹の目

　歯周・補綴治療に取り掛かる場合，診査・診断が重要なことは，言わずと知れたことである．そのうえで，高い解像度を有し，経年的な変化を客観的に観察できる規格性のある資料として有効なデンタルエックス線写真，三次元的な画像診断として効果的な資料として CBCT，歯周組織検査，顎関節の状態を診断するためのエックス線資料，歯列および歯列内での歯の位置関係，咬合関係などの情報を口腔外で観察できるスタディモデルなどの資料を準備しておくことが重要である．これらは治療計画の立案や治療経過時での変化の観察，治療結果の評価などに必要な情報を患者と共有できるという点で必要な資料である．

参考文献

1. 下川公一．なぜデジタル化した現代にアナログが必要か？ the Quintessence 2005；24(1)：110-115．
2. 東京都歯科医師会広報常任委員会(学術)，川嶋祥史，本田和也(監修)．歯科治療のX線撮影は安全です！－放射線と歯科X線撮影のお話－．東京歯科医師会誌：2011；8(付録)．
3. Harris D, Buser D, Dula K, Grondahl K, Haris D, Jacobs R, Lekholm U, Nakielny R, van Steenberghe D, van der Stelt P ; European Association for Osseointegration. E.A.O. guidelines fo the use of diagnostic imaging in implant dentistry. A consensus workshop organized by the European Association for Osseointegration in Trinity College Dublin. Clin Oral Implants Res 2002；13(5)：566-570.
4. Schneider D, Marquardt P, Zwahlen M, Jung RE. A systematic review on the accuracy and the clinical outcome of computer-guided template-based implant dentistry. Clin Oral Implants Res 2009；20 (Suppl 4)：73-86.
5. Yong LT, Moy PK. Complications of computer-aided-design/computer-aided-machining-guided (NobelGuide) surgical implant placement: an evaluation of early clinical results. Clin Implant Dent Relat Res 2008；10(3)：123-127.
6. NPO法人日本歯科放射線学会・歯科放射線診療ガイドライン委員会．インプラントの画像診断ガイドライン．第2版．In：http://www.dent.niigata-u.ac.jp/radiology/guideline/index.html．東京：日本歯科放射線学会，2008.
7. Song YD, Jun SH, Kwon JJ. Correlation between bone quality evaluated by cone-beam computerized tomography and implant primary stability. Int J Oral Maxillofac Implants 2009；24(1)：59-64.
8. Siewerdsen JH, Daly MJ, Bakhtiar B, Moseley DJ, Richard S, Keller H, Jaffray DA. A simple, direct method for x-ray scatter estimation and correction in digital radiography and cone-beam CT. Medical Physics 2006；33(1)：187-197.
9. Hua Y, Nackaerts O, Duyck J, Maes F, Jacobs R. Bone quality assessment based on cone beam computed tomography imaging.Clin Oral Implants Res 2009；20(8)：767-771.
10. 神田重信，新井嘉則(編)．歯科用コーンビームCT徹底活用ガイド．東京：クインテッセンス出版，2009.
11. 中田和彦，泉 雅浩，岩間彰宏，内藤宗孝，稲本京子，有地 榮一郎，中村 洋．歯科用CTの歯内療法領域における有用性－第2報 複根歯の各根ごとの根尖病変の画像診断－．日歯保存誌 2004；47：608-615.

CHAPTER

3

検査・診断：実践編① 歯周治療と咬合・矯正治療

1 歯周検査・診断時に知っておきたい咬合の観点とは？

1 咬合力が歯周組織に与える影響

1．咬合力に対する配慮

　歯や歯列の保存，顎関節，補綴装置のトラブル回避にブラキシズム等のパラファンクション，悪習癖などの異常な咬合力の影響を無視することはできない．また正常な咬合力でも，歯列不正や歯の位置異常，咬合関係，歯周病に罹患した支持組織の弱い歯などに対する咬合力のコントロールの見極めが悪いと，咬合性外傷として悪影響を及ぼすこともある．

　正常な咀嚼機能の際に歯列にかかる力は，最大咬合力と比較し非常に小さく2〜15kg程である[1, 2]．一方，臼歯における最大咬合力は，30代男性で38〜68kgで，男性平均42.7kg，女性平均36.5kgとの報告がある[1]．

　なお，睡眠時におけるブラキシズム時での咬合力の最大値は81.2kgであった．持続時間の平均値は7.1秒であり，最長のものでは41.6秒間ブラキシズムが持続している例もあった．各被験者で，最大のものは睡眠時咬合力が覚醒時の最大咬合力を超えており，111.6%であったと報告している[2]．また，歯の破折も，前述の咬合力との関連が考えられる．

　このようなことから，異常な咬合力によって起こる問題と対処法を知ることは，とても重要である（**図1**）．

2．咬合力の診断と力のコントロール

　歯の移動には，病的な移動と自然移動の2つが挙げられる．自然移動には，加齢による歯の咬耗などによる自然挺出，接触点の摩耗による近心傾斜などがある．進行した歯周病では，歯の病的な移動を起こすが，それをそのまま放置しておくと，その歯にかかる力は外傷性咬合力となり動揺度が進行し，付着が破壊されている歯周病では共同破壊因子として働くことがある[3]．

　歯の病的な移動の原因として，歯根膜炎，歯周病，対合歯や隣在歯の欠損，舌癖などの悪習慣などがある．しかし，歯周治療においては治療後，生体恒常性を保つために自然移動を起こすことが，多くの臨床報告で示されている．そのため，咬合調整や形態修正などの不可逆的な歯の削合をともなう治療には，その診断とタイミングに注意が必要である．

　歯に悪影響をもたらす力としてジグリングフォースと過大な咬合力があることは広く知られているが[3]，治療過程においてそれらを回避するための手法がその治療効果と結果を大きく左右する．その手法としては，歯の安静を保つための暫間固定や，ブラキシズムのある患者にナイトガード装着を促す，といったものがある．また，その歯にかかる咬合力の診断には，いくつかの要素が密接に絡んでくる．強い咬合力と歯周病などで付着が破壊されていない場合は，垂直性骨吸収との直接的な相関関係はないとされる[4]．

デンタルエックス線写真で見られる強い咬合力による変化

①歯根膜腔の拡大
②歯槽硬線の消失
③歯周組織の炎症所見（骨吸収像，骨硬化像）
④セメント質剥離

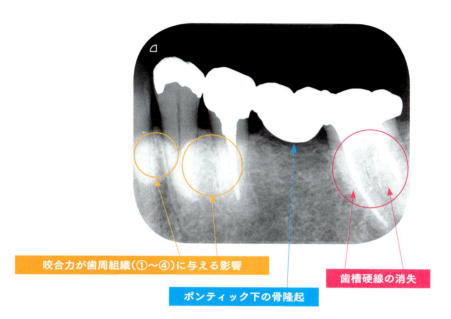

咬合力が歯周組織（①〜④）に与える影響
ポンティック下の骨隆起
歯槽硬線の消失

口腔内所見

①咬合面の咬耗，摩耗，補綴装置の破損
②くさび状欠損
③骨隆起
④無数の小さなクラックが多数の歯に存在する
⑤歯頸部周囲歯肉の炎症所見（レッドバンド）

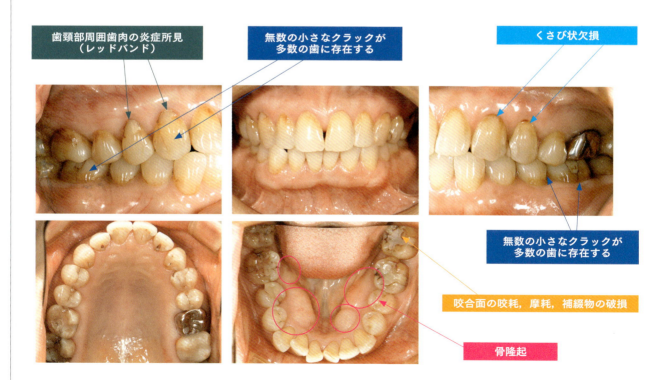

図1　強い咬合力とブラキシズムが疑われる口腔内．

咬合力の診断

①歯冠 - 歯根長比（crown-root ratio：CR Ratio）
②動揺度
③歯根形態と歯根長
④歯の咬頭傾斜角と咬耗度
⑤歯の歯列内での位置と歯軸方向
⑥早期接触の有無
⑦チョッパータイプ or グラインディングタイプ
⑧ブラキシズムの有無
⑨咬合状態

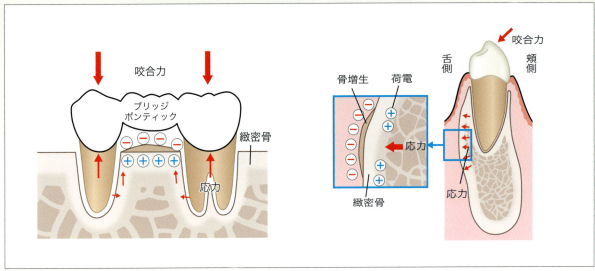

強い咬合力が頬側から厚い緻密骨の舌側に伝えられると骨内にひずみが生じ，骨表面ではピエゾ電流が発生する．マイナスの荷電は骨表層側に起こり，そこに存在する骨膜の骨芽細胞を刺激して骨が添加される（参考文献5より引用改変）．

一口腔から見た調和のとれた咬合

①歯冠 - 歯根長比（crown-root ratio：CR Ratio）
②臼歯部による確実な咬合支持
③アンテリアカップリング（臼歯部による咬頭嵌合時に上下の前歯部は，咬合紙が軽く抜ける程度にわずかなスペースを確保している状態）が確保されている
④アンテリアガイダンスが取れて，側方運動時に臼歯部離開が図れている

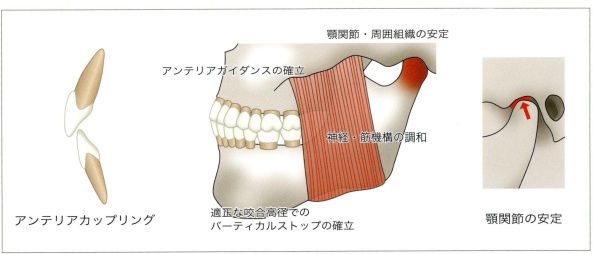

神経筋機構の調和の中で，適正な咬合高径でのバーティカルストップ（咬合支持）が獲得されて，前歯部のアンテリアカップリングと顎関節の安定が確保される．

咬合力のコントロール

①外傷性咬合の改善，咬合調整，歯冠形態修正
②歯の固定
③確実な咬合支持とアンテリアガイダンスの確保
④安定した顎位での咬合
⑤早期接触の除去
⑥ナイトガードなどの装着

その他

①ブラキシズム
②偏った咬合力のかかる部位の有無
③食品嗜好に対する配慮（意外と見落としがちなフランスパンや硬めのパンを好む患者には注意）

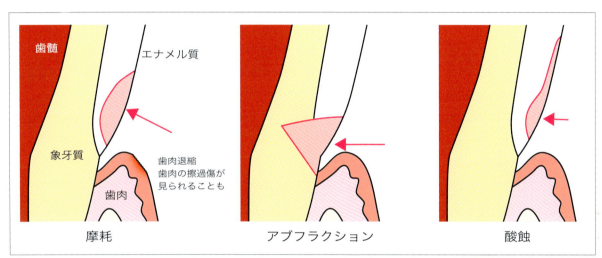

アブフラクションは力が原因となり歯にたわみが生じ，エナメル-象牙境付近の歯頸部に楔状欠損として観察される現象．ブラッシング圧が原因で起こる歯頸部の欠損との鑑別が必要である．アブフラクションは，境目の形態が鋭角なものが多く，過剰なブラッシング圧などによる摩耗や酸蝕による楔状欠損は丸みがかった不明瞭な窩洞が多い（参考文献6より引用改変）．

　外傷性咬合を改善するための咬合調整は，歯周治療におけるアタッチメントレベルの改善には効果的であるが，炎症によって移動している歯牙は炎症の改善により正常な位置に戻る可能性がある．つまり，咬合調整は炎症の消退後に慎重に行うべきである[6]．
　実際の臨床において，その歯の適切な咬合力をコントロールすることは非常に難しい．歯周病に罹患したケースでは，歯周支持組織量の低下による歯冠-歯根長比の悪化が起こっているような状態や，欠損歯数や咬合状態など，さまざまな要因が絡み合っていることが多い．

2 歯周治療と咬合力のコントロール

1．歯周疾患の原因と歯周治療の実際の効果

進行した歯周疾患では垂直性の骨欠損や歯の病的移動を引き起こすことがある．これらの原因としてアタッチメントロスと咬合的因子，ブラキシズムなどの悪習慣などが挙げられる．

Waerhaug[4]，Polson[7]らは，歯周炎の垂直性骨吸収は，過度な咬合力は共同破壊因子として結合組織性付着の喪失とプラークの存在下で引き起こされると報告している．しかしながら，咬合力が必ずしも歯周組織破壊のリスクファクターとしてのみ働くのではなく，そのコントロール次第では，歯周組織再生にも働く可能性がある．

Gaumetら[8]は中等度〜重度歯周炎に罹患した16名の患者で病的移動した33部位の歯間離開について，従来の歯周治療後，移動した歯と隣接する歯との間隔を，スケーリングおよびルートプレーニング後6週間および手術後4週間で再評価した．その結果，スケーリングとルートプレーニングの後，全部位の48.5％がある程度の改善を示し，36.4％が病的歯間離開が完全に閉鎖された．歯周外科手術後（ベースライン観察から6か月後），全部位の18.2％がある程度の改善を示し，51.5％は完全に閉鎖されたと報告している．この研究から，歯周治療後の治癒により病的移動した歯の自然移動が正常な位置に戻る可能性があることを示唆している．

歯周治療において初期治療により炎症と感染のコントロールを行うことで，歯肉組織の血管拡張や炎症性細胞浸潤が減少し，組織の発赤，腫脹も減少している．結果，健康なコラーゲン線維が増えることで歯が正常な位置に戻ると考えられる．この時に咬合力のコントロールは，歯周組織のリモデリングが促進されるために，とても重要な要素になる．また，進行した歯周疾患における垂直性の骨欠損をともなう歯が，歯周治療の結果，自然挺出しながらアタッチメントレベルの増加とともに骨欠損の改善を認め

るのも，歯周組織のリモデリングにともなう生理的現象の結果と考えられる．

2．［症例1］：歯周再生治療と咬合力のコントロール（図2〜11）

患者：63歳，女性．上顎左右臼歯部と下顎前歯部の動揺ならびに咀嚼障害を主訴に来院した．初診時の口腔内写真，デンタルエックス線写真より，全体に中等度〜重度の骨吸収が認められた．

7 6 5|，|5 7 は保存不可能と診断した．7|，|7 は大きな垂直性骨欠損が認められた．患者は7|，|7 に対しては再生治療を，また，欠損部位にはインプラント治療を希望した．口腔内清掃状態も PCR80.5％とかなり悪かったので，PCR20％ 以下になったら歯周再生治療およびインプラント治療を進めることを条件に歯周初期治療を開始した．

患者の努力もあり，PCR17.2％ を達成できたので，歯周再生治療を開始した．

7 6|，|6 7 および，3＋3，3|，|2 3 にエムドゲイン®を使用した歯周再生治療を行った．7 ― 4|，|4 ― 7 部には，抜歯窩の治癒を待ってサイナスフロアエレベーションと同時にインプラント埋入手術を行った．

免荷期間中に治療用義歯で咬合の安定を図り，プロビジョナルレストレーションを装着後に3＋3にMTM を行った．歯周組織の安定と咬合の調和を確認後，最終補綴装置を装着した．

上顎3＋3はラミネートベニア，7 ― 4|，|4 ― 7 にはインプラントブリッジ，3＋2 3はメタルセラミックスブリッジ，7|，|6 7はゴールドクラウンを装着した．

治療終了後，3か月に一度のメインテナンスを現在まで15年間継続している．咬合も安定しており，デンタルエックス線写真からも歯周組織の状態も良好に経過していることがわかる．

CHAPTER 3　検査・診断：実践編①　歯周治療と咬合・矯正治療

症例1　歯周再生治療と咬合力のコントロール

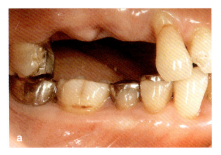
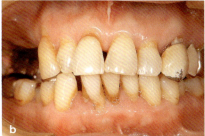
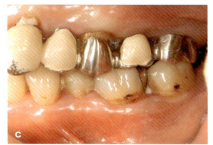
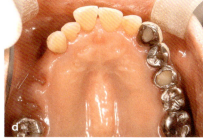
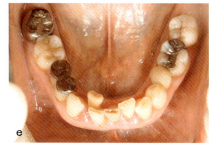

図2 a～e　初診時の口腔内写真．上顎左右臼歯部と下顎前歯部の動揺ならびに咀嚼障害を主訴に来院した．

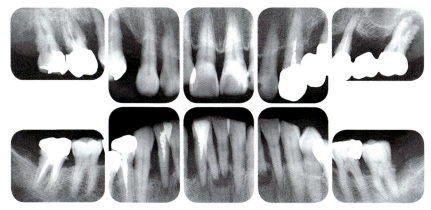

図3　初診時のデンタルエックス線写真．全体に中等度から重度の骨吸収が認められた．7̲6̲5̲|，|5̲ 7̲は保存不可能と診断した．7̲|，|7̲には大きな垂直性骨欠損が認められた．

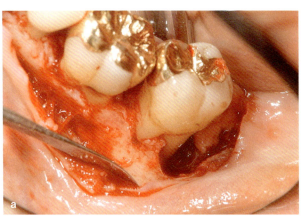
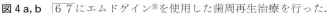
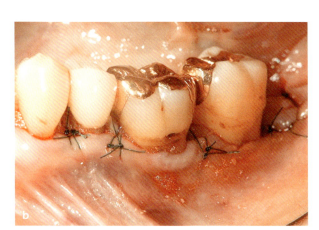

図4 a，b　|6̲ 7̲にエムドゲイン®を使用した歯周再生治療を行った．

71

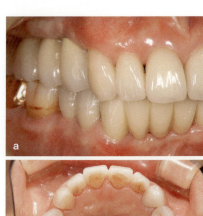
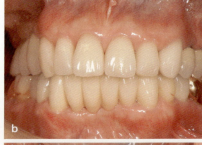
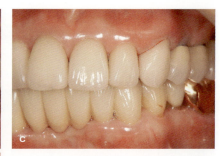
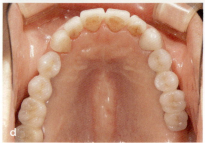
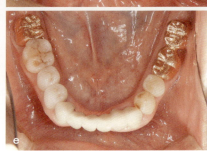

図5 a〜e　最終補綴装置装着時の口腔内写真．咬合も安定し，プラークコントロールも良好で，歯肉も健全に維持されている．

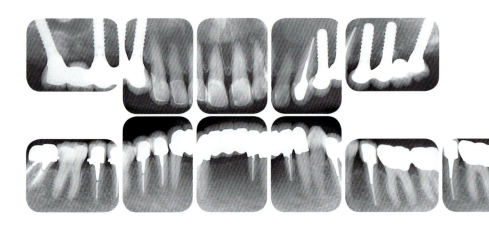

図6　最終補綴装置装着時のデンタルエックス線写真．

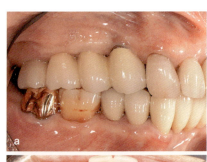
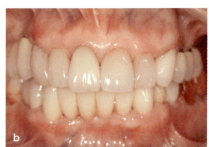
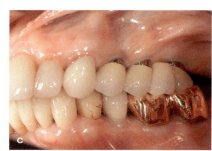
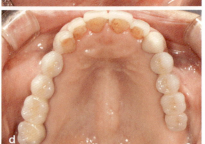
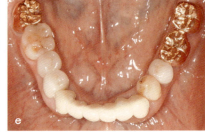

図7 a〜e　治療終了から15年後の口腔内写真．全体に若干の歯肉退縮は見られるものの，口腔内環境は良好に維持されている．

72

図8 治療後3か月に一度のメインテナンス時に行う診査項目内容．プラークコントロールは良好で，3か月に一度のメインテナンスも欠かさず来院している．歯周再生治療を行った左右下顎臼歯部は，対合歯がインプラント補綴であることもあり，より注意深い咬合チェックを行っている．下顎臼歯部はゴールドクラウンで補綴しているので，咬合調整も行いやすい．最後は，口腔内全体のクリーニングと歯周ポケット内の洗浄を行い，気持ちよく帰ってもらえるようにメインテナンスを心がけている．

治療後のメインテナンス **診査**

① プラークスコア
② 咬合チェック
③ 顎関節症の有無
④ 歯周組織検査
⑤ コンタクト接触状態のチェック
⑥ 修復物の破折，チッピングのチェック
⑦ インプラント上部構造のスクリューの緩みの有無
⑧ 必要に応じてデンタルエックス線写真撮影，エックス線診査
⑨ 経過説明

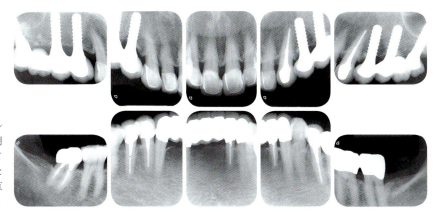

図9 治療終了から15年後のデンタルエックス線写真．歯槽骨頂線，骨梁も明瞭で，歯周組織の状態が良好に経過しているのが見られる．再生治療を行った7 6|および|6 7の分岐部病変および垂直性骨欠損も良好な治癒経過が認められる．

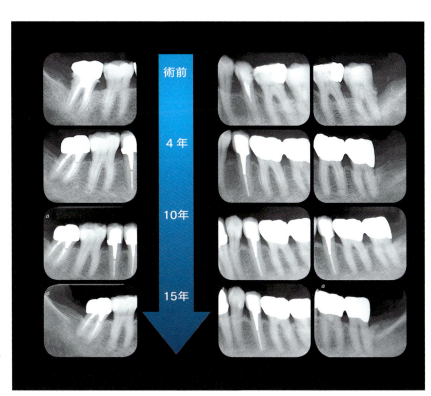

図10 歯周再生治療の術前から術後4年，10年，15年のデンタルエックス線写真から，歯周組織の良好な変化が認められる．

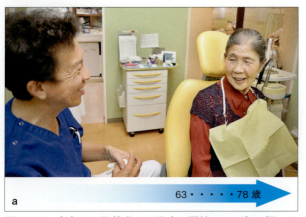 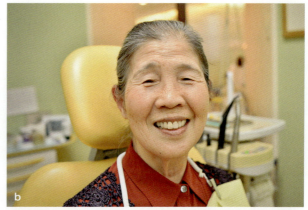

図11a, b 患者は60代前半から治療を開始し，15年が経った．患者さんからは，「もう15年経ったんですね．当時『10年持ちますか？』って失礼なこと言ってごめんなさい．おかげさまで今は食べるのが楽しみです」と嬉しい言葉をいただいた．

POINT　咬合力のコントロールの決め手！

　グラインディングタイプかチョッパータイプかを見極めて咬合調整を行うことも重要である．またブラキシズムなどのパラファンクションを疑う場合は，必ずナイトガードを装着してもらうことが，トラブル回避につながる．現在では，金属価格の高騰と患者のノンメタル志向もあり，審美的で，より強度の優れたジルコニアクラウンや e.max などの強化ガラスセラミックスが主流になりつつあるが，メタルクラウンに比べ，咬合調整が難しいことや歯にダイレクトに力が伝わることなどから，より繊細なチェックが必要になる．

本症例のまとめ

　患者さんのプラークコントロールに対する努力と3か月に一度のメインテナンスに欠かさず来院していただけたことが，良好な経過に結びついている．また，ブラキシズムなどのパラファンクションや，過度な咬合力がなかったことも功を奏している．

3 咬合力に対する歯根膜の反応

1．歯根膜のさまざまな反応

歯根膜は歯根と歯槽骨の間にあり，ヒトでは0.15～0.38mmの幅を有する組織である．その機能は支持，栄養，感覚および恒常性で，最近，この組織の重要性が徐々に認識されてきている[9]．歯根膜には未分化な間葉系幹細胞が存在し，骨やセメント質を生成する細胞に分化できるために，恒常性維持や歯の移動に対して歯槽骨の改造が可能になる．

矯正力はメカニカルストレスとして，歯周組織の活発なリモデリングをともなって歯を移動させる．歯の移動に対して，移動方向の歯根膜には圧迫力が働き，破骨細胞により骨吸収を生じる．後方部の歯槽骨に対しては伸展力が働き，歯根膜細胞が歯槽骨の表面で骨芽細胞に分化して骨形成が亢進される．歯根膜と破骨細胞の働きなしには，歯の移動は起こらない．

過剰な咬合力に対しては，根分岐部直下の歯根膜では，歯根膜の狭窄，硝子化に続いて破骨細胞の遊走と周囲歯槽骨の吸収が起こる．さらに長期にわたる観察では，歯根膜線維の配列不正の継続と血管腔の著明な拡大が起こる（図12）．

2．[症例2]：自家歯牙移植症例で経験した歯根膜の再生（図13～17）

エックス線写真所見から，咬合性外傷の結果起こる歯根膜腔拡大の実際の歯周組織へのダメージを判断するのは難しい．しかし，歯根膜線維は条件が良ければほぼ完璧に再生することは，自家歯牙移植においても経験する（図13～17）．

Lindheらの報告によると[10, 11]，歯周病と咬合性外傷が合併した場合の歯周組織破壊の進行には，歯間水平線維の破壊と減少の状態が大きく影響し，歯間水平線維が炎症により破壊され減少してくると，外傷力の影響を強く受けて線維の断裂や変性が生じ炎症性細胞が浸潤しやすくなる．さらに歯間水平線維が破壊されると，アタッチメントロスが急速に進行し，外傷性変性が生じている歯根膜にまで及ぶ．

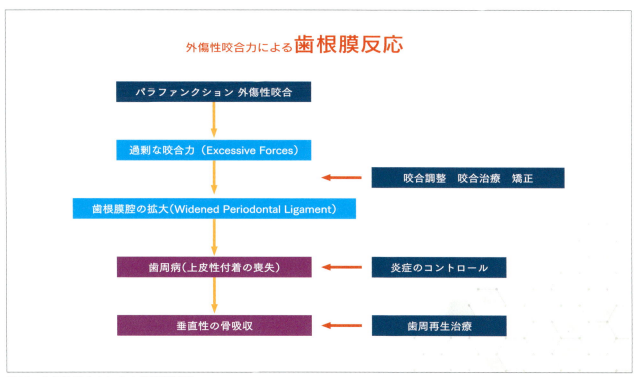

図12　外傷性咬合力による歯根膜反応．

症例2　自家歯牙移植症例で経験した歯根膜の再生

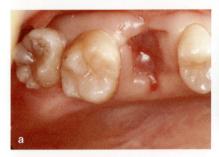
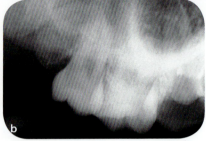

図13a, b　20歳，女性．6⏌の骨縁下う蝕が大きく保存不可能と診断し，抜歯した．

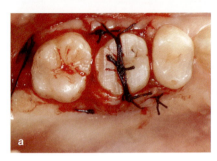
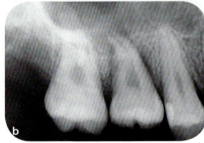

図14a, b　6⏌の抜歯後，8⏌を自家歯牙移植した．

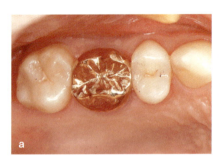
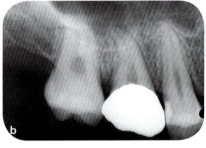

図15a, b　約3か月間，プロビジョナルレストレーションで，自然挺出および周囲歯周組織のリモデリングに合わせて咬合調整をしながら，移植歯の安定を図り，有髄のまま最終補綴装置を装着した．

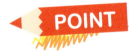　**咬合と歯周組織の関係を知る**

　正常な咬合機能を営んでいる若年者の歯のセメント質において，シャーピー線維は太く，均一で多い．一方，セメント質の基質はきわめて少ない．それに対して，咬合機能をまったくしていない歯のセメント質は，高度のびまん性肥厚を来していてシャーピー線維も非常に少なく，不規則なことが特徴的であると報告されている[12]．自家歯牙移植の場合，組織学的には術後1〜2か月で付着の獲得や歯根膜の再生が認められ，4か月目までには歯槽骨の再生も認められるようになる．臨床的にも，術後約1〜2か月で歯周ポケットは3mm以下となり，生理的動揺度を有し，打診音も天然歯と同様の音を呈するようになる．また，放射線学的には，デンタルエックス線において，術後3か月で歯根を取り囲むように歯根膜腔隙が観察されるようになり，術後6か月で歯槽硬線も観察されるようになる[13, 14]．

CHAPTER 3　検査・診断：実践編①　歯周治療と咬合・矯正治療

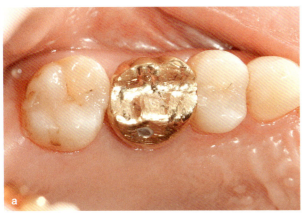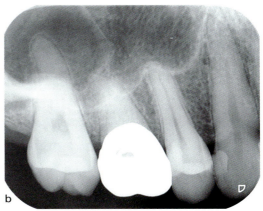

図16a, b　14年経過後．ゴールド冠の咬合面の摩耗と歯髄腔の狭窄が認められる．正常な歯周組織を持つ歯において，歯の持続的な摩耗や咬耗が生じると，これを補うために自然移動する．これを能動的萌出という．本症例のような移植歯に限らず，補綴歯においても歯列全体に起こる歯の咬耗に合わせ，摩耗度の異なる補綴装置に対して定期的に咬合調整を行うことは，咬合性外傷を防ぐ意味で重要な処置である．

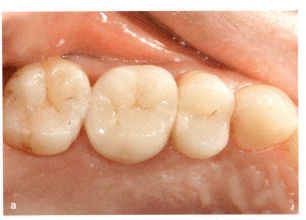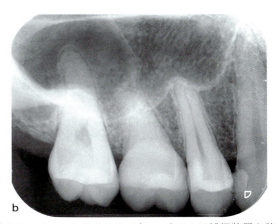

図17a, b　補綴装置の再製作にあたり，患者はセラミックスを望んだので，オールセラミックス(e.max)による補綴装置を装着した．

本症例のまとめ

　本症例が歯髄を保存できたまま，アンキローシスも起こさず，さらに健康な歯周組織を獲得しながら長期において良好に経過している理由として，以下のことが考えられる．
①移植歯の根形態や大きさが供給歯として適していた．
②移植歯の歯根膜を最大限保護できた．
③受容部の歯周組織のダメージが少なかった．
④移植後の固定期間を必要以上に長くしない．
⑤咬合力のコントロールを行いながら，適切なメカニカルストレスを歯根膜に与えた．
⑥移植歯の移動が落ち着くまで，プロビジョナルレストレーションで3か月程度経過をみた．

4　歯周組織破壊と咬合性外傷の関係

　歯周組織は，メカニカルストレスや炎症に反応し種々の分子を発現して活発なリモデリングを引き起こし，その恒常性を保っていることが明らかとなってきた[15〜17]．天然歯は，咬合などにより歯の摩耗や咬耗が生じると，これを補うために歯全体が咬合面に向かって移動する．

　既存の歯周炎とジグリングフォースの共同作用によって，歯周組織の破壊を進行させることは，Lindheらの報告によって明らかにされている[18]．

　歯周炎にともなう病的な歯の挺出により早期接触や咬頭干渉が引き起こされ，その結果として咬合性外傷が発生する．それによる歯周組織破壊によってさらに病的移動を生じ，より大きな外傷性咬合を受けることとなり，歯周組織破壊がさらに進行するという悪循環が発生することになる（**図18**）．

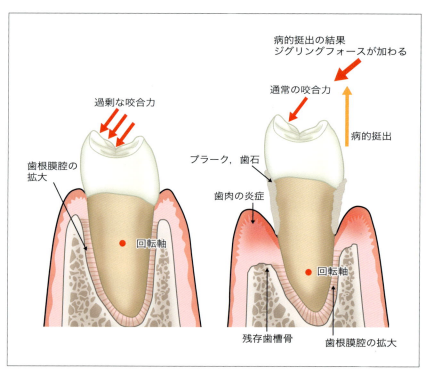

図18　正常な歯周組織を有する歯に過剰な咬合力が加わっても，歯周ポケットの形成や結合組織性の付着の喪失がすぐに起こることはない．しかしながら，すでに付着が破壊されている歯周炎の歯に過剰な咬合力が加わった場合は，歯周炎の進行が促進され，垂直性骨吸収が進み，病的挺出を起こす．その結果，ジグリングフォースが加わり，歯周組織破壊の悪循環となる．

Dr. 田中秀樹の目

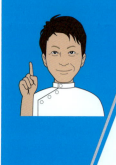

　垂直性骨欠損に対するエムドゲイン®(EMD)の応用は，歯周組織を再生すること，および，プロービングデプス(PD)やクリニカルアタッチメントレベル(CAL)などの臨床パラメータを有意に改善することが示されている．*in vitro* および *in vivo* の研究結果から，EMDは歯根膜細胞および歯肉由来線維芽細胞において，種々の成長因子の合成および分泌を増加させ，前骨芽細胞の増殖と未成熟な骨芽細胞の分化を促し，上皮細胞の増殖を抑制すると考えられている．

　そこに，垂直性骨欠損の一つの要因である外傷性咬合を回避し，歯周組織の活発なリモデリングを促すメカニカルストレスを与えることで，より大きな成果を上げることができる．

5 歯周再生治療と歯根膜の活性化

1. 歯周病患者に矯正治療を行う場合の注意点

Mabuchiら[19]は，歯根膜細胞に伸展力を与えると骨形成に関与するタンパクなどが増加し，骨形成が促進されると報告している．また，伸展力が歯根膜細胞の骨原性細胞への分化を抑制する線維芽細胞増殖因子の発現低下で歯根膜細胞の分化に促進的に働くと報告している．

健康な歯周組織を持つ歯の矯正的移動により，結合組織付着が喪失することも，また，歯周炎を引き起こすこともない．しかしながら，歯周炎に罹患して結合組織付着の喪失が認められる場合では，適切な歯周治療を行わなければ矯正力は外傷性咬合力と同じように働く．そこで歯周病患者に矯正治療を行う場合は，矯正治療前に歯周治療を確実に行っておくことと，矯正治療中も矯正力の細かいコントロールとプラークコントロールを徹底することが重要である（図19）．

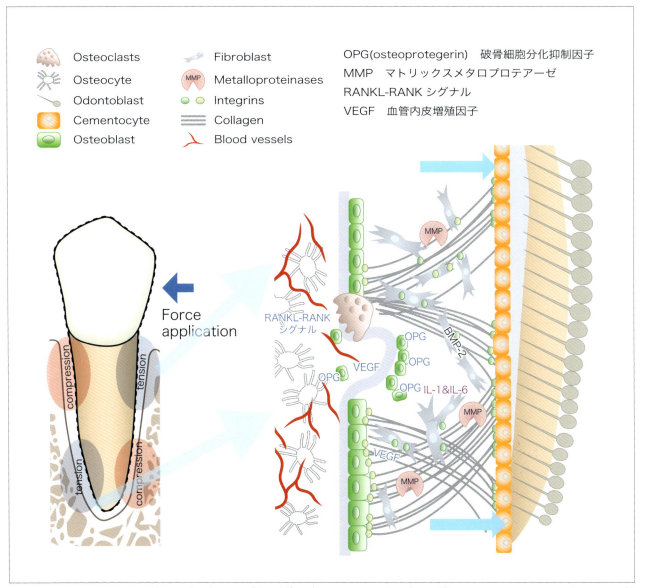

図19　ジグリングフォースが歯周組織に与える影響．付着の壊れていない正常な歯周組織にジグリングフォースが加わっても結合組織付着の喪失は起こらない（参考文献20より引用改変）．

> **症例3** 咬合調整とメインテナンスが奏功したケース

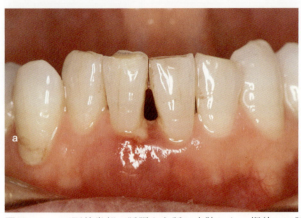
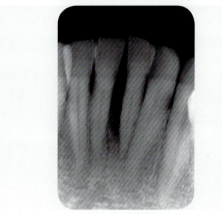

図20a, b 下顎前歯部の腫脹を主訴に来院した．術前の口腔内写真とデンタルエックス線写真．1|1間に大きな垂直性骨欠損を認めた．1|には外傷性咬合が認められた．

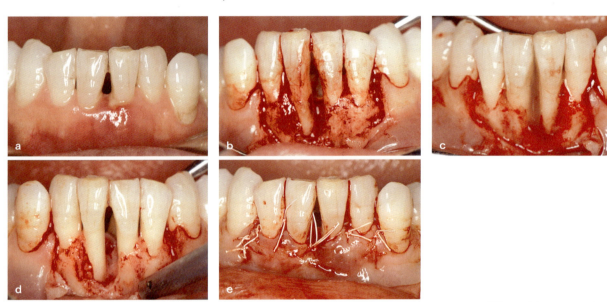

図21a〜e 咬合調整を含む初期治療後，エムドゲイン®を使用した歯周再生治療を行った．とくに1|は垂直性骨欠損が大きく，根尖付近まで骨欠損が認められた．

2．[症例3]：咬合調整とメインテナンスが奏功したケース (図20〜23)

　患者は下顎前歯部の腫脹を主訴に来院した．術前の口腔内写真から1|1間に発赤と腫脹が認められる．さらにデンタルエックス線写真から1|1間に大きな垂直性骨欠損を認めた．歯周ポケットデプスは，10mmだった．1|には外傷性咬合が認められた．咬合調整による外傷性咬合の改善を含む初期治療を行い，その後エムドゲイン®を使用した歯周再生治療を行った．とくに1|は，垂直性骨欠損が大きく，根尖付近まで骨欠損が認められた．徹底的なデブライドメントを行い，歯面処置後，エムドゲイン®を塗布して縫合した．その後，さらに注意深い咬合チェックとメインテナンスを行いながら経過観察した．**図22a, b**は術後3年の状態．歯間乳頭部には大きなブラックトライアングルが存在するが，歯肉の状態は良好で，デンタルエックス線写真では垂直性の骨欠損部歯槽骨像の大きな改善が認められた．自然挺出と適度なメカニカルストレスにより，効果的に歯根膜による歯周組織の再生が行われたと思われる．**図23a, b**は術後4年の状態．垂直性の骨欠損部のさらに大きな再生が認められた．歯槽骨頂線，歯槽硬線，および骨梁も明瞭なエックス線像が認められた．歯髄も失活することなく，健康な状態を維持している．

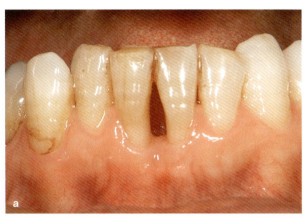 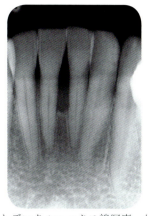

図22a, b 咬合調整とメインテナンスを行いながら，術後3年を経た口腔内写真とデンタルエックス線写真．歯間乳頭部には大きなブラックトライアングルが存在するが歯肉はきれいで，デンタルエックス線写真では垂直性の骨欠損部歯周組織の大きな改善が認められた．

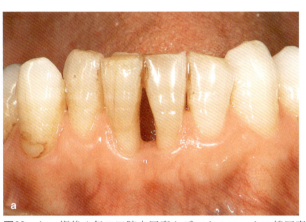 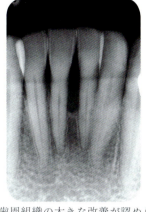

図23a, b 術後4年の口腔内写真とデンタルエックス線写真．垂直性の骨欠損部歯周組織の大きな改善が認められた．歯槽骨頂線，歯槽硬線，および骨梁も明瞭なエックス線像が認められた．歯髄も失活することなく健康な状態を維持している．

POINT　垂直性骨欠損は外傷性咬合が増悪因子であることが多い

　垂直性骨欠損は外傷性咬合のある歯の周囲で認められることが多いとされている[21]．しかしながら，セメント質吸収，セメント質剥離などがある歯にも認められる場合もある[22]．深い垂直性骨欠損をともなう歯周環境では，水平性骨欠損と比較して，根面のデブライドメントが難しいことが多いので注意が必要である．歯周再生治療の目的は，原因の除去と再生を促す歯周組織環境の整備およびプラークコントロールしやすい環境を構築することである．

本症例のまとめ　外傷性咬合が増悪因子の一つと考えられた中等度歯周病患者の下顎前歯の垂直性骨欠損に対して，徹底した根面のデブライドメントと外傷性咬合の改善を行い，エムドゲイン®を使用した歯周再生治療を行った．メインテナンス時に細かな咬合調整を行った結果，垂直性骨欠損の大きな改善が見られた．このケースでは，原因除去後，自然挺出と適度なメカニカルストレスによって効果的に歯周組織再生が行われたと思われる．

2 歯周治療と矯正治療

1 矯正治療と歯周組織の関係

1．メカニカルストレスの作用と歯の移動

歯は厚さ約200μmのコラーゲン線維に富む結合組織により構成される歯根膜組織によって，歯槽骨と間接的に支持固定されている．歯根膜は，歯に加わった強大な咀嚼力を緩衝するだけでなく，知覚神経の終末が分布しているためにその力を感知できる．さらに，この歯根膜は歯周組織の恒常性を保つうえで重要な役割を果たしている．

健全な歯根膜には，遺伝的に異なる2つの間葉系細胞集団が存在し，特有の刺激を受けて骨芽細胞，セメント芽細胞に分化し，骨形成とセメント質形成を促すと考えられている．歯根膜は骨芽細胞，破骨細胞，線維芽細胞，マラッセの上皮遺残，マクロファージ，未分化間葉細胞，セメント芽細胞などの細胞成分とコラーゲン線維，非コラーゲン線維の細胞外基質からなる[23]．機能的圧迫は，線維芽細胞から産生された細胞外基質に重要な刺激を与える．歯根膜への繰り返しの刺激は，歯根膜のコラーゲン代謝を急速に促進させる原因になる．このことにより歯は機能的な移動に適応できる．歯根膜および歯周組織は，メカニカルストレスや炎症に対して活発なリモデリングを引き起こし，恒常性を保っている．

Glickman ら[24]は，外傷性咬合が歯根膜組織に及ぼす影響に関して，その変化を損傷期，修復期，順応性改造期の3期に分けた．損傷期は，咬合性外傷初期の段階で圧迫側の歯根膜腔の幅の狭小，歯根膜組織に硝子様変性および線維の配列の乱れ，血栓形成や出血，歯槽骨に掘削状吸収などの変化を生じる．修復期では，これらの損傷を生じた歯槽骨，歯根膜，セメント質は次第に修復される．順応性改造期では，外傷性咬合がさらに持続した場合に，歯根膜組織は咬合に適応した支持形態をとる．

Waerhaug ら[25]は，結合組織性付着が喪失しない限り，外傷性咬合単独では垂直性骨吸収は起こさないと報告した．Wennström ら[26]は，歯周組織に炎症がある場合，矯正治療は歯周組織に悪影響を及ぼすことを指摘した．

矯正治療を行う際には，歯周病の診断と歯周組織の解剖を理解し，歯周組織に対し細心の配慮が必要である．歯に矯正力をかけると，メカニカルストレスとして歯周組織に作用し，圧迫側では破骨細胞の出現により骨吸収が起こり，牽引側では骨芽細胞の活性化により骨添加が起こり，歯が移動することは周知のことである．近年，歯周組織はメカニカルストレスや炎症に反応し，種々のメディエーターを発現し，活発なリモデリングを引き起こし，恒常性を維持していることが明らかとなってきた．

Watanabe ら[15]は，歯根膜にメカニカルストレスを与えると，熱ショックタンパク（heat shock protein：HSPs）の発現により歯根膜組織の恒常性の維持に重要な役割が果たされ，圧迫側には歯根膜線維芽細胞に弱い活性が見られるが，牽引側には歯根膜細胞の伸展および血管の拡張が生じており，かなりの数の歯根膜線維芽細胞と骨芽細胞の細胞質に HSPs の発現が見られたと報告している．

CHAPTER 3　検査・診断：実践編①　歯周治療と咬合・矯正治療

> **症例4** 歯周再生治療における咬合治療と矯正治療の効果的応用

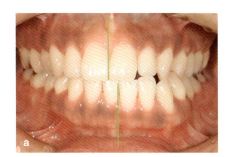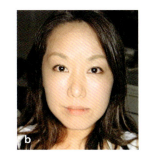

図24a, b 初診時の口腔内写真正面観と顔貌写真．下顎位の左側変位と顔貌も左側にゆがんでいるのが認められる．

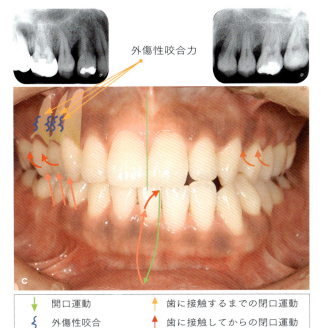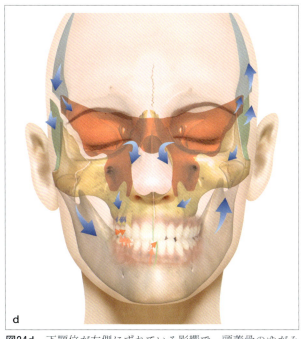

凡例	
↓ 開口運動	↑ 歯に接触するまでの閉口運動
⌇ 外傷性咬合	↑ 歯に接触してからの閉口運動
↑ 閉口する際に 5 4| には頬側に |4 5 には口蓋側に外傷性咬合力が加わっている（5 4| は頬側咬頭内斜面に下顎歯の頬側咬頭外斜面，|4 5 は舌側咬頭内斜面に下顎歯の頬側咬頭内斜面）．	

図24c 下顎の開閉運動．下顎の正中がずれているため，最大開口位から閉口運動する際に側方歯群に接触して下顎位のずれた咬合接触位に停止していた．そのために，とくに 5 4|4 に垂直性骨吸収が進行したと思われる．

図24d 下顎位が左側にずれている影響で，頭蓋骨のゆがみを生み，それが顔のゆがみとして現れている．

2．［症例4］：歯周再生治療における咬合治療と矯正治療の効果的応用（図24〜39）

患者：32歳，女性．上顎右側臼歯部に違和感があり，前医で歯周病と診断され，抜歯になる歯があると言われたが，できれば抜歯をせずに治療をしたいとの希望で来院した．初診時の顔貌からは，下顎は左にずれているようにも見えた．口腔内を見ると下顎の正中は左側に変位しているのが認められた．歯周組織検査からは，歯周ポケットは深いところで7mm

あり，デンタルエックス線写真からも臼歯部においては一部大きな垂直性の骨吸収が見られた．中等度から重度の歯周病と診断した．とくに |4 と |4 6 に著しい垂直性の骨吸収像が認められた．前歯部においては，歯周組織の破壊像は認められず，プラークコントロールを含む口腔内環境もそれほど悪くないことから，顎位のズレによる側方歯群への外傷性咬合がその増悪因子になっているものと考えた．これらのことをふまえ，治療計画を図28に示すように立てた．歯周初期治療終了後，上顎左右臼歯部にエムド

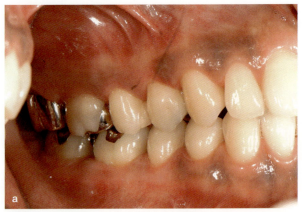
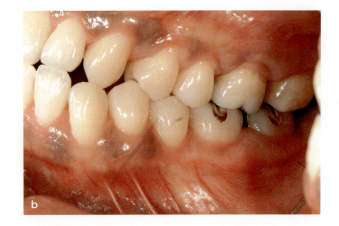

図25a, b　初診時の口腔内写真側方面観.

7	4	5	4	3	4	5	3	4	8	5	4	5	4	5							4	3	6	7	4	4	4	5	3	5	7	3	4	4	3	6
7			6			5			4			3			2		1		1		2			3			4			5			6			7
7	4	5	4	6	5	6	4	4	8	6	7	5	4	5							3	3	5	7	3	4	6	4	5	7	4	4	4	4	5
4	3	3	4	3	4	5	3	4	5	3	3	4	3	4							4	3	4	3	4	4	3	4	5	3	7	7	3	4
7			6			5			4			3			2		1		1		2			3			4			5			6			7
5	3	4	4	3	5	6	3	4	5	3	4	5	3	4							4	2	3	4	3	4	4	3	4	4	3	6	7	3	4

図26　初診時の歯周ポケット値.

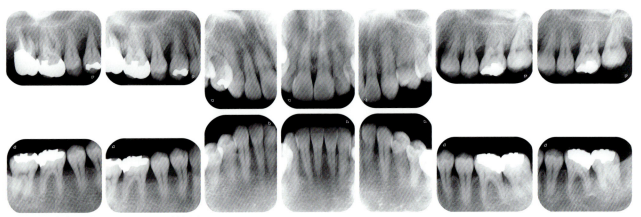

図27　初診時のデンタルエックス線写真.

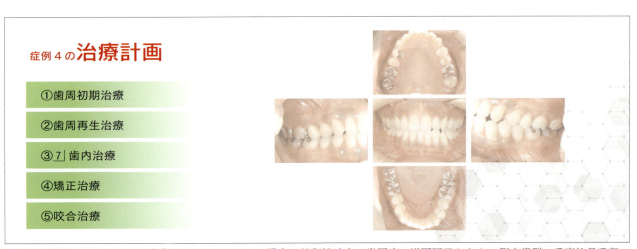

症例4の**治療計画**

①歯周初期治療
②歯周再生治療
③7|歯内治療
④矯正治療
⑤咬合治療

図28　治療計画を図のように立案した．このケースの場合，外傷性咬合が歯周病の増悪因子となり，側方歯群の垂直的骨吸収の原因の一つと考えられた．外傷性咬合を矯正治療で改善する治療計画を立てたが，矯正力が歯周病に罹患した歯に対して外傷にならないように注意する必要がある．逆に歯周再生治療後，矯正力により歯根膜の活性化を促すことを計画した．歯周初期治療を行い，上顎左右臼歯部の垂直的骨吸収に対しては，エムドゲイン®を使用した歯周再生治療を計画した．その後，歯周組織の治癒を待ち，矯正力のコントロールに十分な配慮をしながら矯正治療を行う計画を立てた．矯正治療と同時に姿勢の改善，咀嚼筋の不調和な緊張の改善を行い，顎位のズレを改善することを計画した．

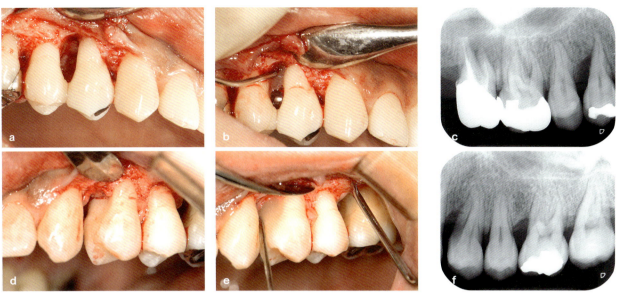

図29a〜f 歯周初期治療終了後,上顎左右側臼歯部にエムドゲイン®を使用した歯周再生治療を行った.

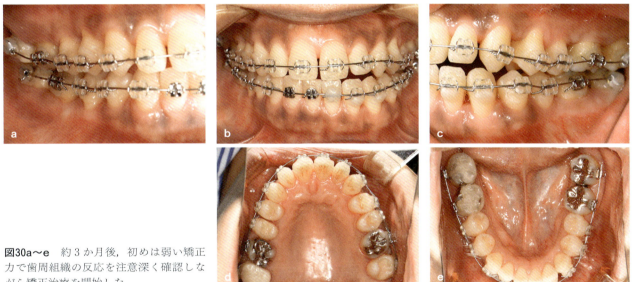

図30a〜e 約3か月後,初めは弱い矯正力で歯周組織の反応を注意深く確認しながら矯正治療を開始した.

ゲイン®を使用した歯周再生治療を行った.約3か月後,矯正治療を開始した.初めは弱い矯正力で歯周組織の反応を注意深く確認しながら,力の調整を行った.それと同時に,姿勢改善と調和のとれた顎位での開閉運動を1日10回してもらうように指導を行った.矯正治療開始から2か月後にマルチワイヤーで顎位を改善するための歯列矯正治療を始め,2年後に治療終了した.顎位のズレも改善され,4̅および4̅ 6̅の垂直性骨欠損においても良好な治癒経過をたどっている.さらに顎位の改善の結果,姿勢と顔貌のゆがみも改善され,歯周病の改善だけでなく,肩こりなどの不定愁訴もなくなったそうで,患者にはとても喜んでいただくことができた.

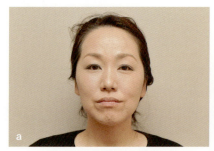
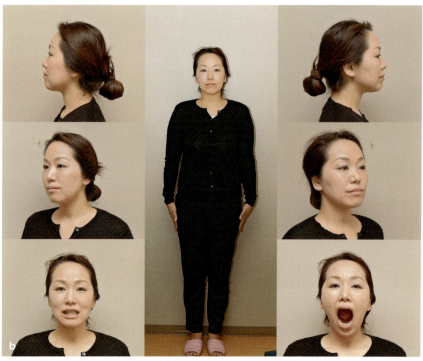

図31a, b 矯正開始と同時に，姿勢改善と調和のとれた顎位での開閉運動を1日10回行うよう指導を行った．

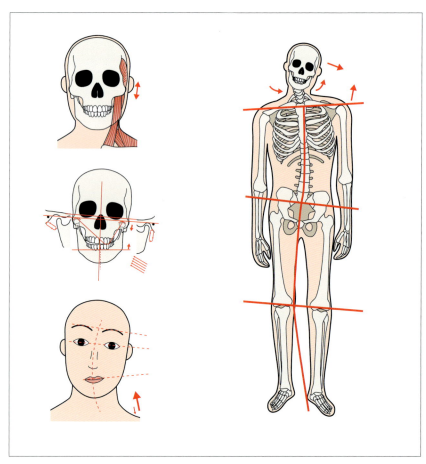

図32 顎位のズレと体のゆがみの相関関係を表すイメージ(参考文献27より引用改変).

CHAPTER 3　検査・診断：実践編①　歯周治療と咬合・矯正治療

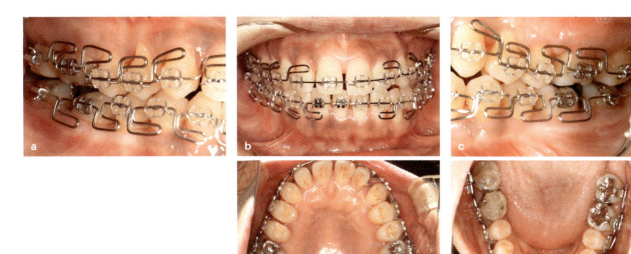

図33a〜e　矯正治療開始から2か月後にマルチワイヤーで顎位を改善するための歯列矯正治療を始めた．

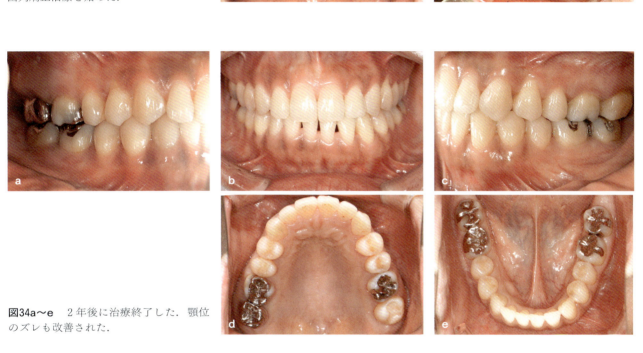

図34a〜e　2年後に治療終了した．顎位のズレも改善された．

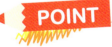 顎位のズレが及ぼす影響

　顎位のズレから，口腔内では歯周病の増悪因子となる外傷性咬合により垂直性の骨欠損が生じ，全身的には顔貌のゆがみだけではなく，姿勢のゆがみまで起こし，そこからくる肩こりや頭痛などの不定愁訴につながっていた．この症例の場合は，そこを改善しなければ歯周再生治療の成功も期待できなかったと思われる．

87

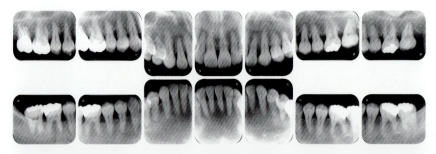

図35　4年後のデンタルエックス線写真．

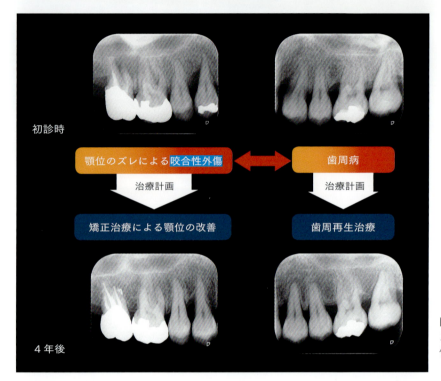

図36　初診時と4年後のデンタルエックス線写真の比較．4|および|4 6部の垂直性骨欠損においても良好な治癒経過をたどっている．

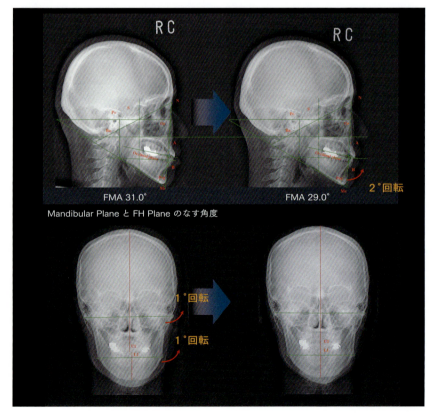

図37　セファロエックス線写真の術前，術後の側方と正面．両者を分析した結果，Mandibular Plane と FH Plane のなす角度である FMA が約2°変化していた．セファロ分析では，左右の頬骨前頭縫合を結ぶ面(ZL-ZR Plane)の中央垂線を顔面骨格の正中線と考える．下顎の正中線は，Me(オトガイの外形正中最下点)と L1（下顎左右中切歯の正中点）とを結んだ線とすると，そのズレが改善されているのが認められる．

CHAPTER 3 　検査・診断：実践編① 　歯周治療と咬合・矯正治療

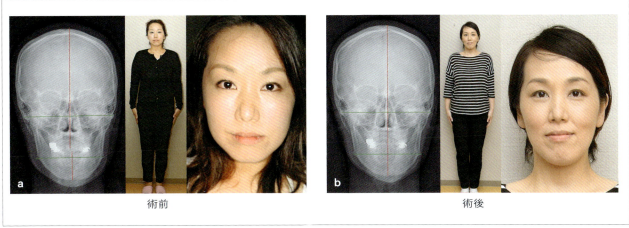

術前　　　　　　　　　　　　　　　　　　　　　　術後

図38a, b 　術前，術後の姿勢．術前の左右の肩の高さの差は改善され，ほぼ同じ高さになった．顔の左右の不調和も大きく改善されたのが認められる．

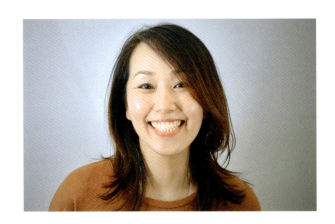

図39 　健康で調和のとれた顎位が，スマイル写真から見て取れる．

　　歯列不正が顎位のズレを引き起こし，ひいては顔のゆがみや全身の姿勢にまで影響を及ぼす．また，顎位のズレは，外傷性咬合として歯周病の増悪因子として働く．このケースのように補綴処置が少ない場合は，矯正治療によって原因を改善することが最善の治療となる．しかしながら，歯周病に罹患した歯の矯正治療は徹底したプラークコントロールと詳細な矯正力のコントロールが必要で，それを怠ると外傷として骨吸収が進み抜歯になることも考えられるので注意が必要である．

2　重度歯周炎への対応

1．［症例 5］：重度歯周炎に歯周再生治療と矯正治療を応用した症例（図40～59）

　患者：30歳，女性．歯周病の治療を希望して来院した．歯肉は全体に腫脹し，咬合高径も低下し，前歯部のフレアアウトが認められた．歯周ポケットは上顎前歯部が 9 ～11mm で，下顎前歯部も 8 ～10mm，下顎臼歯部で 6 ～ 8 mm，上顎臼歯部で 6 ～ 8 mm であった．デンタルエックス線写真からも全体に重度の水平性骨吸収が認められた．徹底した歯周初期治療後，まず臼歯部エリアの歯周組織再生治療を行った．その後，下顎咬合面にハイブリッドレジンで咬合高径を挙上し，上顎前歯部に対する下顎前歯部の突き上げを防止したうえで，前歯部の歯周再生治療に移行した．約 4 か月後，歯周組織の治癒を待って矯正治療を行った．前歯部はプロビジョナルレストレーションを装着し，自然挺出を促すことで，歯周組織の活性と歯槽骨頂の平坦化を図った．歯の自然移動が少なくなった時点で，最終補綴装置製作のための印象採得に入った．3＋3 はメタルセラミックスにより連結補綴にし，前歯部補綴のフィニッシュラインは歯肉縁下0.7mm に設定した．小臼歯部はオールセラミックス（e.max press）による歯冠補綴を選択し，フィニッシュラインは歯肉縁上に設定した．大臼歯部はジルコニアセラミックスによる歯冠補綴を行った．

症例5　重度歯周炎に歯周再生治療と矯正治療を応用した症例

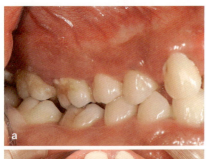
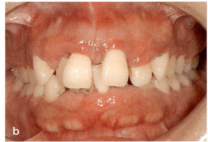
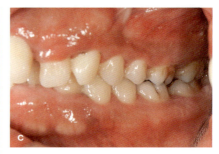
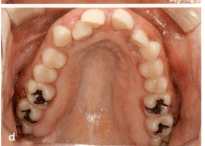
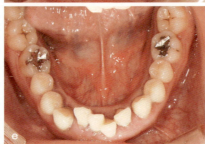

図40a～e　術前の口腔内写真．全体に歯肉の腫脹，咬合高径の低下とそれによると思われる上顎前歯部のフレアアウトが見られる．

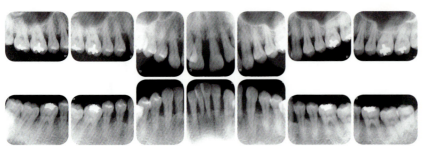

図41　術前のデンタルエックス線写真．全体に重度の水平性骨吸収が見られる．

CHAPTER 3　検査・診断：実践編①　歯周治療と咬合・矯正治療

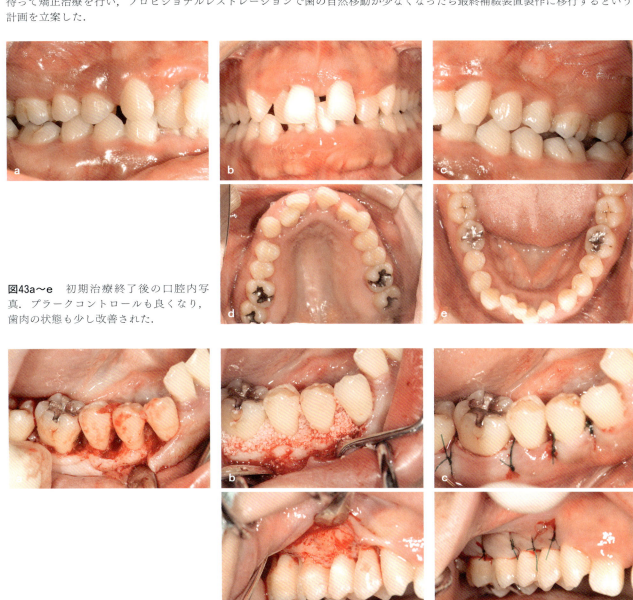

図42　治療計画を図のように立案した．この症例のように重度の歯周病に罹患して，歯の病的移動から歯列不正，不正咬合を引き起こしていると思われる場合では，咬合力のコントロールと炎症のコントロールのバランスを取りながら治療戦略を立てることが重要になる．そこで，まず徹底したプラークコントロールから歯周初期治療を行った後，臼歯部のエムドゲイン®を使用した歯周再生治療を行い，その後，臼歯部にハイブリッドレジンで製作したオーバーレイタイプのプロビジョナルレストレーションを装着し，上顎前歯部にかかる突き上げの外傷性咬合力を排除したうえで，前歯部の歯周再生治療を行う．歯周組織の治癒を待って矯正治療を行い，プロビジョナルレストレーションで歯の自然移動が少なくなったら最終補綴装置製作に移行するという計画を立案した．

図43a〜e　初期治療終了後の口腔内写真．プラークコントロールも良くなり，歯肉の状態も少し改善された．

図44a〜e　臼歯部にはエムドゲイン®を使用して歯周再生治療を行った．

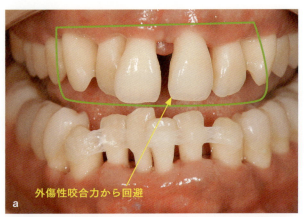
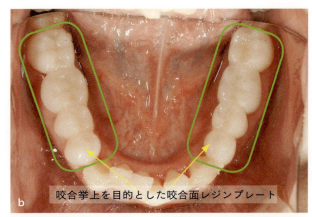

図45a, b 下顎臼歯部咬合面にハイブリッドレジン製のプレートを装着して咬合高径を挙上し，上顎前歯部に対する下顎前歯部の突き上げを防止したうえで，前歯部の歯周外科に備えた．

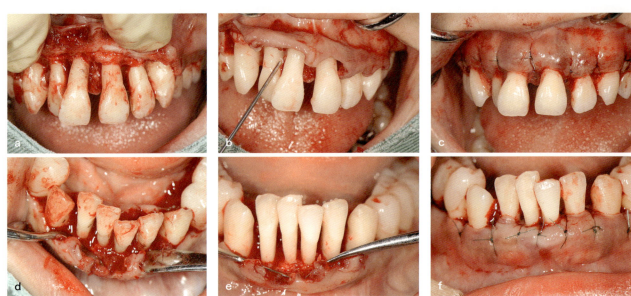

図46a〜f 前歯部にはエムドゲイン®を使用した歯周再生治療を行った．口蓋側の歯頸部より水平切開を入れ，歯間乳頭を温存するように歯肉弁剥離を行った．根尖部付近まで骨吸収が進んでいたために歯の動揺が大きかったため，脱臼しないように注意深くデブライドメント，ルートプレーニングを行い，エムドゲイン®を使用した歯周再生治療を行った．その後，垂直マットレス縫合でゆったりとした縫合を行った．

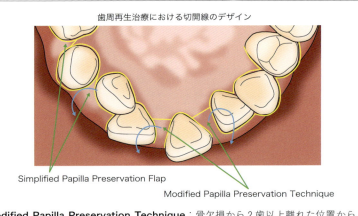

Modified Papilla Preservation Technique：骨欠損から2歯以上離れた位置から，唇側と歯間部に歯肉溝内切開を行う．骨欠損部唇側の歯間乳頭基底部には，軽度に内斜した水平切開を行い，歯肉溝内切開とつなげ，唇側の全層弁を口蓋側に翻転する[28]．

Simplied Papilla Preservation Flap (SPPF)：骨欠損のある歯から歯間部に唇側の歯肉溝内切開と連続した斜切開を入れ，隣接歯間乳頭まで延長する．口蓋側は隣接面の歯肉溝内切開を隣接歯間乳頭まで延長し，骨欠損上の歯間乳頭を口蓋側フラップと一緒に翻転する[29]．

図47 歯間乳頭の幅が3mm以上ある場合は，Modified Papilla Preservation Techniqueを選択する．2mm以下の場合は，Simplified Papilla Preservation Flapに準じたほうが良好な結果が得られやすい．骨形態を十分に把握し，歯肉溝内切開を入れて，歯間部は切開線を骨欠損上になるべく置かないように気をつける．

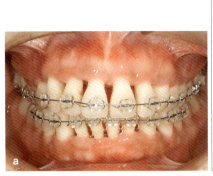
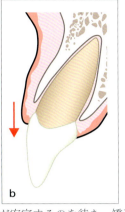
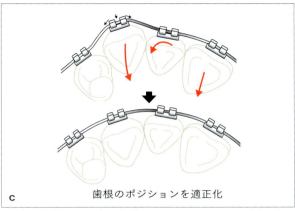

歯根のポジションを適正化

図48a〜c 歯周外科後6か月．歯周組織が安定するのを待ち，矯正治療を開始した．歯周組織の反応を見ながら弱い矯正力でレベリングを行った．矯正力が外傷性の力にならないように注意し，矯正力が適度なメカニカルストレスとなり，活発なリモデリングを起こし，歯根膜再生を活性化させる．

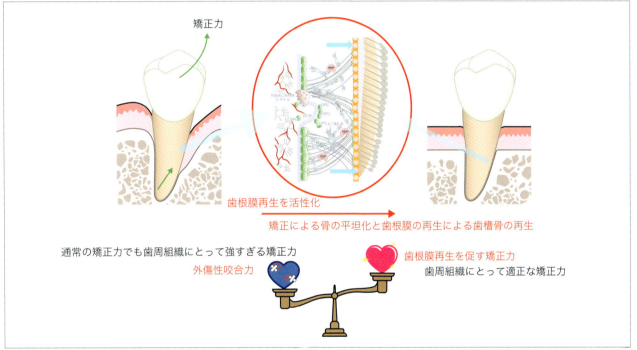

図49 歯周病に罹患した歯周組織にとって，矯正力は歯周組織のリモデリングを活性化させ歯根膜再生を促す適正なメカニカルストレスにもなれば，外傷性咬合力として働き垂直性骨吸収を進行させることにもなる．

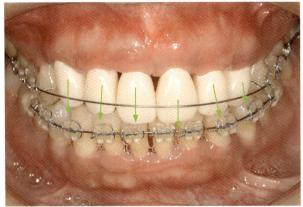
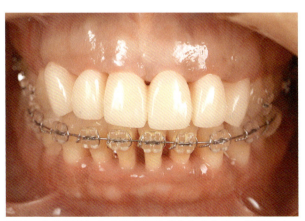

図50 矯正力のコントロールに細心の注意を払いながら，矯正治療を行った．上顎前歯部は適正な歯軸とTooth Positionが決まった後，プロビジョナルレストレーションを装着し，自然挺出による歯周組織の治癒促進と歯槽骨頂の平坦化を図った．

図51 自然挺出による歯の移動が少なくなり，歯頸ラインが整ったタイミングで3+3のプロビジョナルレストレーションを連結固定した．

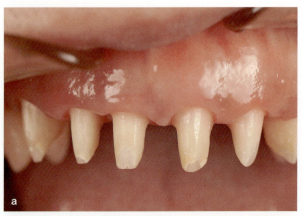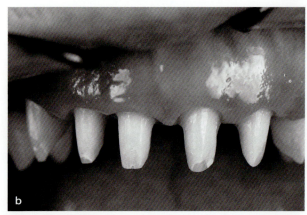

図52a, b 3+3 の補綴前の写真．メタルセラミックスによる連結補綴のため，歯肉縁下0.7mmにフィニッシュラインを設定した．

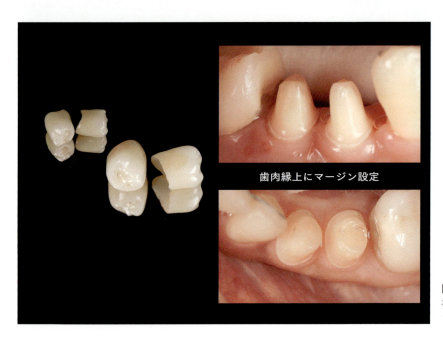

歯肉縁上にマージン設定

図53 大臼歯部は e.max press による歯冠補綴装置を装着した．フィニッシュライン設定位置は歯肉縁上とした．

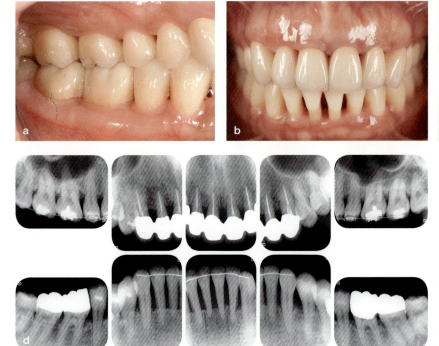

図54a〜d 最終補綴装置装着時の口腔内写真とデンタルエックス線写真．垂直性骨欠損は改善され，均一な歯根膜腔，明瞭化された歯槽硬線，そして歯槽骨頂も平坦化されているのが認められる．

CHAPTER 3　検査・診断：実践編① 歯周治療と咬合・矯正治療

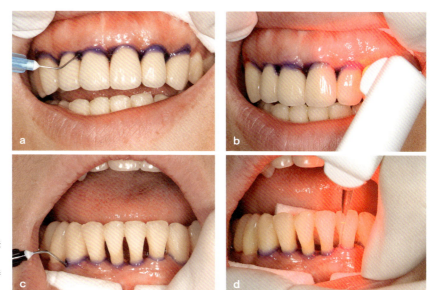

図55a〜d　毎月のメインテナンスと歯周ポケット内の殺菌効果を期待し，6か月に一度の抗菌的光線力学療法 (antimicrobial photodynamic therapy：a-PDT)を行いながら，口腔内環境の改善を目指した．

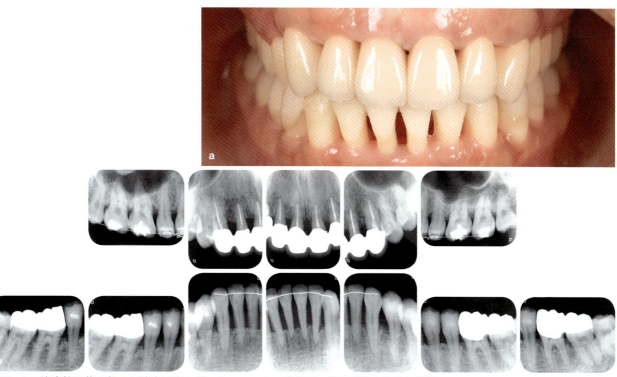

図56a, b　治療終了後1年の口腔内写真とデンタルエックス線写真．歯周組織も良好に経過している．

POINT　抗菌的光線力学療法とは

　抗菌的光線力学療法 (antimicrobial photodynamic therapy：a-PDT)とは，光感受性薬剤である色素と低出力レーザーやLEDの光化学反応による活性酸素の発生を利用した殺菌法である．半導体レーザーやLEDの赤色光源とトルイジンブルーやメチレンブルーの青色色素との組み合わせによる各種のa-PDT装置が，歯周病やインプラント周囲炎などに応用され始めている[30]．Chuiら[31]は，青色LED自体に Pg の増殖抑制作用があり，食用の赤色色素であるローズベンガルと青色LEDの併用によるa-PDTで高い殺菌効果が生じると報告した．

治療後のメインテナンス 処置

①ブラッシング指導
②口腔内写真
③咬合調整
④頭蓋調整および咀嚼筋群のマッサージ
⑤歯周ポケット内を超音波洗浄
⑥必要に応じて光殺菌治療
⑦コンクールにてポケット内洗浄
⑧舌背のクリーニング

図57 当医院におけるメインテナンス時における処置内容．毎回のメインテナンスでは，歯肉に発赤などが認められないかどうか，歯頸部付近のプラークコントロールの徹底と咬合の確認，必要であれば咬合調整を行う．とくに前歯部の突き上げの有無の確認を行う．具体的には，咬頭咬合位で噛んだ状態で 8 μm の厚みの咬合紙が抜ける程度を目安にする．次に側方運動時に早期接触の有無，不均一な咬合接触がないかどうかを確認する．顎関節症状がないかどうか，必要であれば頭蓋調整および咀嚼筋のマッサージを行う．その後，Er：YAG レーザーで歯肉縁下のプラークコントロールを行い，洗口剤でポケット内洗浄を行う．最後にガーゼで舌背のクリーニングを行い，メインテナンスを終了する．

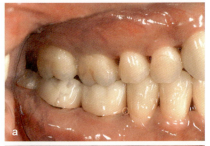
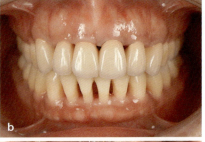
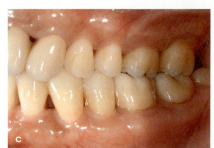
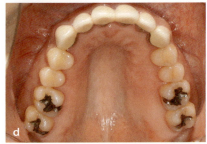
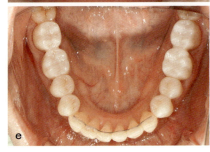

図58a〜e 術後 4 年の口腔内写真．全体に歯肉の退縮は認められるが，プラークコントロールおよび歯周組織の状態も良好に推移している．

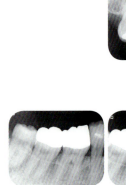
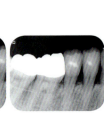
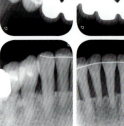
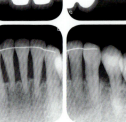
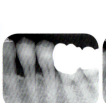
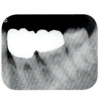

図59 術後 4 年のデンタルエックス線写真．歯槽骨頂線および骨梁も明瞭で，安定した歯周組織像を示している．

本症例のまとめ

このケースのように，重度歯周病で歯の病的移動から不正咬合を引き起こし，そのことから外傷性咬合が増悪因子となり，骨吸収が進行しているケースでは，どこまで Questionable な歯を残すかが焦点となる．当然，Questionable な歯は抜歯して治療期間を短くし，術後は年 2 回程のメインテナンスとするなど，術後に大きなトラブルが起こる可能性がより少ない治療法の選択もあるであろう．いずれにしても，選択した治療を成功に導くためには，歯の保存に対する患者の価値観と治療期間，メインテナンスの頻度，治療結果，とくに審美性に対する情報の共有と患者の十分な理解が必要になる．

CHAPTER 3　検査・診断：実践編① 歯周治療と咬合・矯正治療

3 ┃ 成人矯正治療でとくに注意すべき歯肉退縮

１．成人矯正治療で考えておかなければならないこと

咬合関係を改善するために成人矯正治療を行う場合，とくに注意が必要である．不正咬合のために，歯の異常な摩耗や咬耗により本来の歯の形態を失ってしまうケースもあることや，本来とはかけ離れた補綴装置や修復物が装着されていることもある．また，歯周病に罹患している場合も特別な配慮が必要になる．これらのことから，図60の項目に注意が必要である．

２．[症例６A, B]：矯正治療後の歯肉退縮を主訴に来院した患者に根面被覆術を行った症例（図61〜65）

矯正歯科治療にともない，歯肉の退縮や付着歯肉の喪失を生じることがある．このような現象は，歯を支えるための歯槽骨が薄く，角化した付着歯肉幅が少ない場合にとくに頻繁に認められる．歯肉退縮を認める歯については，治療を開始する前に付着歯肉を増大して歯肉を上げるなどの処置を考慮すべきケースもある．

成人矯正では，①付着角化歯肉が少ない場合，②薄い歯肉の場合，③ボーンハウジングと調和のとれていない歯列の場合，などで歯肉退縮のリスクが高くなるので注意が必要である．

[症例６A]の患者：21歳，女性．前医では，矯正治療後の歯肉退縮に対してコンポジットレジン充填で対応されていたが，将来的にさらに退縮が進むことを心配して来院された．コンポジットレジンを除去したところ歯質の削除量が少なかったことや，歯周病に罹患していなかったことから，結合組織移植による根面被覆術を行った．術後16年経過したが歯肉退縮は見られず，歯周ポケットも平均２mmと良好な状態を維持している．

[症例６B]の患者：23歳，女性．[症例６A]の患者ほど歯肉退縮はひどくはないが，同じく下顎前歯部は付着角化歯肉の幅が少なく，歯肉も薄い状態で，退縮が今後さらに進行することを不安に思っており，矯正医より紹介されて来院された．4┼4 に結合組織移植による根面被覆術を行った．術後６年後，歯肉退縮は見られず，良好な状態で経過している．

３．[症例７]：矯正治療による歯肉退縮とブラックトライアングルの問題を結合組織移植術（CTG）とラミネートベニアで改善（図66〜74）

患者：40歳，女性．臼歯部欠損にインプラント治療を行い咬合機能の回復を行ったが，下顎前歯部に行われた矯正治療後の歯肉退縮とブラックトライアングルの改善と，前歯部の審美歯科治療を希望して来院した．下顎前歯部の歯肉退縮の改善を目的に，口蓋部より採取した結合組織をトンネリングテク

成人矯正治療の注意点

①歯周病に罹患しているか否かにより，矯正力のコントロールを考慮する
②歯の摩耗や咬耗を考慮する
→本来の形態を成していない
③既存する補綴装置の再製は必要かどうか
→既存の歯列，咬合に合わせて製作しているため
④前歯部叢生の矯正による，ブラックトライアングル増大の可能性
⑤歯肉退縮の可能性

図60　成人矯正治療の注意点．

症例6A　矯正治療後の歯肉退縮を主訴に来院し，患者に根面被覆術を行った症例

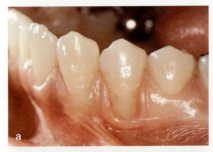
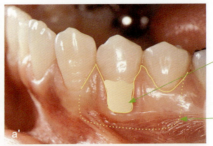

- コンポジットレジンを除去し，健全な象牙質面を出して，歯面処理を行う
- 歯肉溝から骨膜上に歯肉粘膜移行部を越えてメスを滑らせ，結合組織を挟み込むスペースを作る

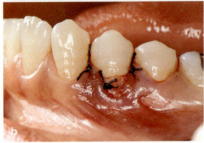
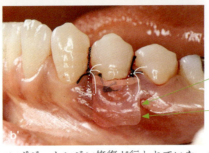

- 結合組織を骨膜と粘膜の間に挟み込む
- 歯肉弁を上皮付き結合組織も同時に単純縫合で縫合した

図61a, b　矯正治療後の歯肉退縮に対してコンポジットレジン修復が行われていた．コンポジットレジンを除去したところ，歯質の削除量が少なかったので結合組織移植術（CTG）で対応した．術前（a），術後（b）の写真．

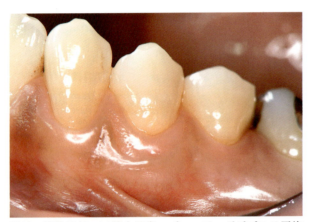

図62　術後16年の口腔内写真．プロービングデプスは平均2mmとなり，クリニカルアタッチメントレベルの獲得と良好な結果が確認された．

> **POINT**
>
> **歯肉退縮と付着歯肉幅と厚み**
>
> 成人矯正において，①付着角化歯肉が少ない場合，②薄い歯肉の場合，③ボーンハウジングと調和のとれていない歯列の場合，などでは歯肉退縮のリスクが高くなるので注意が必要である．

ニックで移植し，その後歯肉弁を歯冠側移動して縫合した．同部位の歯肉の治癒を待ち，ラミネートベニアによりブラックトライアングルの改善を図った．上顎前歯部は，ジルコニアセラミックスにより審美性の改善を行った．

本症例のまとめ　歯肉退縮が1歯に限局していたこと，歯周病に罹患していなかったこと，コンポジットレジン充填がされていたが歯質の削除量が少なかったことが功を奏した．

CHAPTER 3　検査・診断：実践編①　歯周治療と咬合・矯正治療

症例6B　矯正治療後の歯肉退縮を主訴に来院し，患者に根面被覆術を行った症例

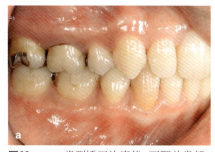
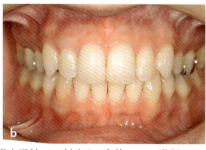
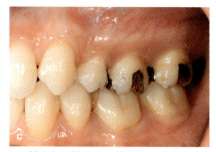

図63a～c　歯列矯正治療後，下顎前歯部の歯肉退縮への対応と，今後さらに進行することに対する予防処置を希望して来院した．

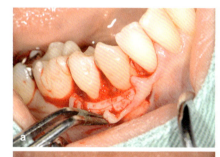
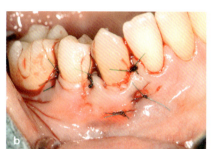
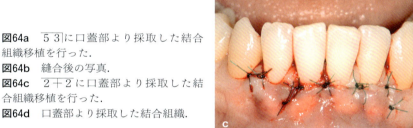
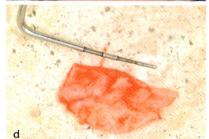

図64a　 5 3|に口蓋部より採取した結合組織移植を行った．
図64b　縫合後の写真．
図64c　 2|2 に口蓋部より採取した結合組織移植を行った．
図64d　口蓋部より採取した結合組織．

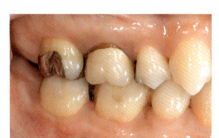
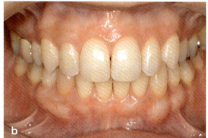
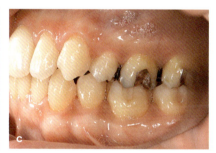

図65a～c　 4|4 にCTGを行った．術後6年の口腔内写真．

POINT　ボーンハウジングからの歯列の配置

　矯正治療後，歯列がボーンハウジングから頬側に位置すると歯肉退縮を招きやすくなる．成人矯正に見られることが多いが，対応処置としては，う蝕になっていなければ根面被覆術として結合組織移植術（CTG）が効果的である．

本症例のまとめ

　全体的に付着角化歯肉が少なく歯肉も薄いが，特別な処置が必要な程とは思えなかった．だが，患者の強い希望もあり，結合組織移植により厚い歯肉へと環境改善を行った．手術範囲も広範囲となり難易度は上がるが，強いブラッシングなどによる歯肉退縮のリスクは軽減された．

| 症例7 | 矯正治療による歯肉退縮とブラックトライアングルの問題をCTGによる根面被覆術とラミネートベニアで改善 |

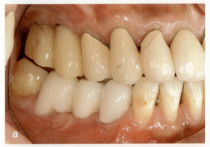
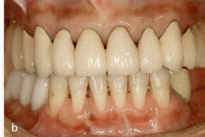
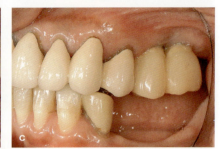
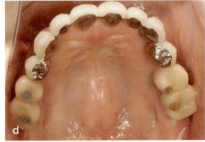
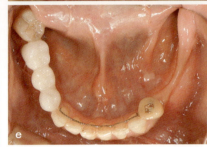

図66a〜e 患者は下顎前歯部叢生改善のための成人歯科矯正後，ブラックトライアングルが大きくなったことへの対応処置と，全体的に白い歯で修復してほしいとの希望で来院した．

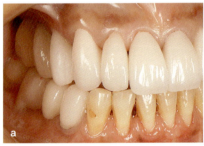
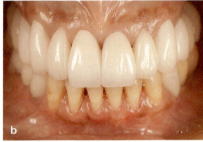
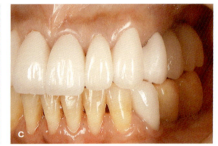

図67a〜c 再製予定部位の既存の補綴修復歯をプロビジョナルレストレーションに変更し，最終補綴装置のイメージを共有した．

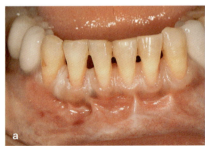
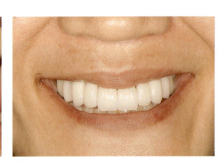

図68a, b CTGと歯肉弁歯冠側移動術を行った．

図69 プロビジョナルレストレーション装着時のスマイル写真．

POINT　ブラックトライアングルの対応方法

　成人矯正治療後に生じたブラックトライアングルへの対応方法として，CTGと歯肉弁歯冠側移動術の補綴前処置とその後のラミネートベニア装着による改善処置方法を提示した．このようなケースの場合，歯周病に対する処置が十分に行われていることが必要条件になる．

CHAPTER 3　検査・診断：実践編①　歯周治療と咬合・矯正治療

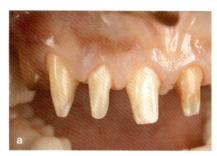
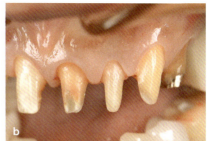

図70a, b　下顎前歯部の歯肉の治癒を待ち，最終補綴装置製作に移行した．印象採得前の歯肉の状態．

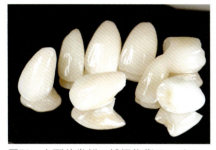

図71　上顎前歯部の補綴修復は，ジルコニアセラミックスで対応した．

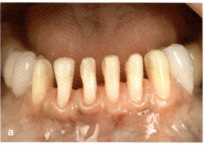

図72a, b　下顎前歯部には，ラミネートベニア修復を行った．

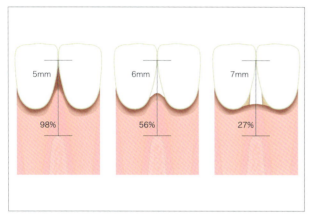

図73　Tarnowらによると，天然歯の隣接面部の歯槽骨頂と歯のコンタクトポイントとの距離が5mm未満では100％，5mmでは98％，6mmでは56％さらに7mmでは27％の割合で，歯間乳頭がブラックトライアングルを埋めたと報告している（参考文献32より引用改変）．

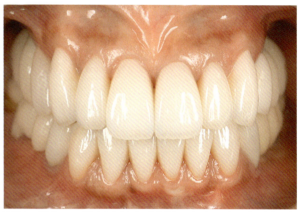

図74　術後の口腔内写真正面観（技工担当・兒玉邦成〔田中ひでき歯科クリニック〕）．患者が希望していたブラックトライアングルの解消と白い歯による歯周組織に調和した審美補綴治療により，患者の理想とする治療結果を獲得できた．

本症例のまとめ　審美的要求の強い患者であったが，上顎前歯部はジルコニアセラミックス，臼歯部の咬合支持はインプラント補綴，下顎前歯部はラミネートベニアで修復した．全体に白い歯を希望したので，自然色よりも若干白いシェードで修復した．

> **症例8** 下顎前歯の歯肉退縮に Modified Coronally Advanced Tunnel (MCAT) Technique を行った症例

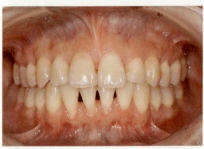
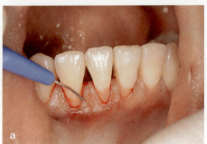

図75 患者は矯正治療後に下顎前歯部の歯肉退縮とブラックトライアングルが気になることを主訴に来院した．

図76a, b メス（シャーポイント／マイクロサージェリーナイフ）で，歯肉溝から歯肉頬移行部を越えるところまで，骨膜上を部分層で剥離する．

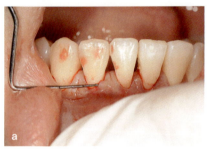
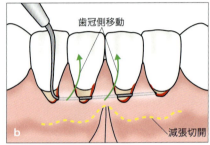

図77a, b 歯肉弁が全体に歯冠側に可動し，なおかつ結合組織が入る巾着状の十分なスペースが確保できるように減張切開を内側から入れる．

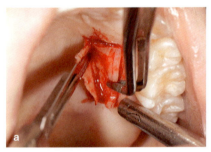
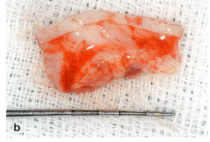

図78a, b 口蓋側より結合組織を採取する．

4．[症例8]：下顎前歯の歯肉退縮に Modified Coronally Advanced Tunnel(MCAT) Technique を行った症例（図75〜81）

　患者は矯正治療後に下顎前歯部の歯肉退縮とブラックトライアングルが気になることを主訴に来院した．唇側の歯肉は薄く，付着歯肉も薄い Maynard の分類（図90，P.110）で Type 4 と診断した．これ以上の歯肉退縮の防止とブラックトライアングル改善のために，Modified Coronally Advanced Tunnel（MCAT）Technique を応用した根面被覆術を行った．しかし，この処置で付着歯肉幅の拡大と若干のブラックトライアングルの改善は望めても，

完全にブラックトライアングルを埋めることは難しく，そこまでの結果を得るには，**症例7** で前述したようにラミネートベニアによる修復が必要であることを患者に伝えた．患者は，そこまでの結果は希望しなかったために，根面被覆術までで経過観察することにした．マイクロサージェリー用のメス（シャーポイント／マイクロサージェリーナイフ）で，歯肉溝から歯肉頬移行部を越えるところまで，骨膜上を部分層で慎重に剥離し，歯肉弁が全体に歯冠側に十分に可動し，なおかつ結合組織が入る巾着状の十分なスペースが確保できるように減張切開を内側から入れる．口蓋側から上皮付きの結合組織を採取する．採取した上皮付きの結合組織のうち根面に露出する

CHAPTER 3　検査・診断：実践編①　歯周治療と咬合・矯正治療

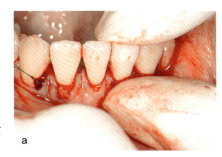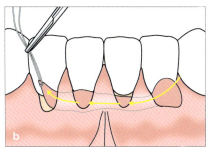

図79a, b　結合組織を縫合糸を利用してフラップ内を滑らせている．

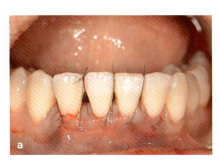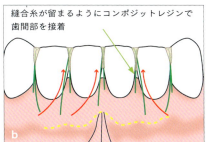

図80a　懸垂縫合．
図80b　懸垂縫合で歯肉弁を歯冠側に引き上げる．

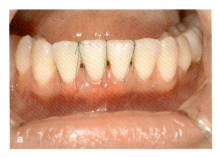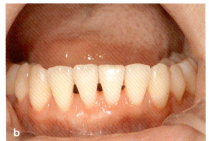

図81a　1週間後の抜糸時．歯肉の状態も良好に経過している[33]．
図81b　1か月後の歯肉の状態．良好な治癒経過をたどっている．

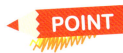 **POINT**　薄い歯肉の根面被覆とブラックトライアングルの改善には，MCATテクニックが効果的

　下顎前歯部においてMaynardの分類Type 4のような薄い歯肉の根面被覆とブラックトライアングルの改善や，インプラント補綴における血流の乏しい唇側軟組織の退縮への対処法として，MCATテクニックは縦切開を入れないために十分な血流の確保ができ，なおかつ歯肉弁を歯冠側に移動できるため有効な処置法である．

部分以外の上皮をメスで切り離し，それに縫合歯を利用して**図79a, b**のように一方の歯肉溝からもう一方の歯肉溝までゆっくりと滑り込ませる．その後，滑り込ませた結合組織の位置を縫合糸で固定し，歯肉弁を歯冠側に移動し縫合する．

> 症例9　歯列と咬合関係を矯正治療で改善して補綴治療した症例

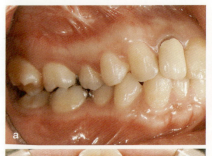
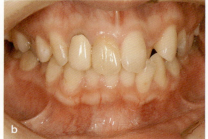
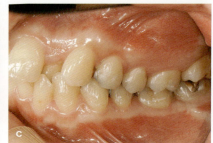
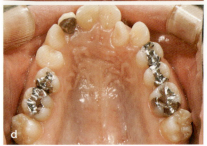
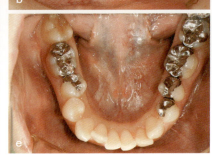

図82a〜e　術前の口腔内写真．下顎臼歯部の舌側傾斜とそれによる歯列狭窄，および前歯部叢生が認められる．

5．補綴前の診断と補綴治療に必要な前処置

　患者にとっての補綴治療の成功は，患者がイメージした結果と治療後の結果が同等かそれ以上であること，そしてその結果が長期間，審美的で快適に維持されることであろう．

　一方，術者にとっての補綴治療の成功は，歯周組織と補綴装置の安定維持，そして機能性と清掃性に優れていることであろう．これらを遂行させる鍵は，補綴前処置としての歯周組織のマネジメントと，それに調和した補綴装置の装着にある．これらを満たすためには，必要十分な診査と正確な診断に基づいた治療戦略を立て，さらに歯科医師と歯科技工士，そして歯科衛生士がその情報を共有し，正確に伝達できることが必要である．最終補綴装置が形態や審美性に優れ，機能的であっても，それを支える歯や歯周組織が健全でなければ，その長期安定は望めない．

6．［症例9］：歯列と咬合関係を矯正治療で改善して補綴治療した症例 (図82〜85)

　患者：26歳，女性．前歯部の審美障害と両側顎関節症の症状を主訴に来院した．全顎矯正を行い，顎関節症は改善された．その後，2|部のメタルセラミックスの印象採得を行った．フィニッシュラインの設定位置は0.7〜0.8mmとした．2|はMaynardの分類[34]ではType 4，1|はType 3と診断した．2|のメタルセラミックスのサブジンジバルカントゥアはストレートに立ち上げ，1|のサブジンジバルカントゥアは緩やかなコンベックス形態を与えた．咬合関係も改善され，顎関節症の症状も改善された．中等度から重度に進行した歯周病患者においては，支持骨の喪失や歯の動揺，欠損歯の存在という悪条件下で，いかに咬合の安定を図り，力をコントロールするかが重要になる．

CHAPTER 3　検査・診断：実践編①　歯周治療と咬合・矯正治療

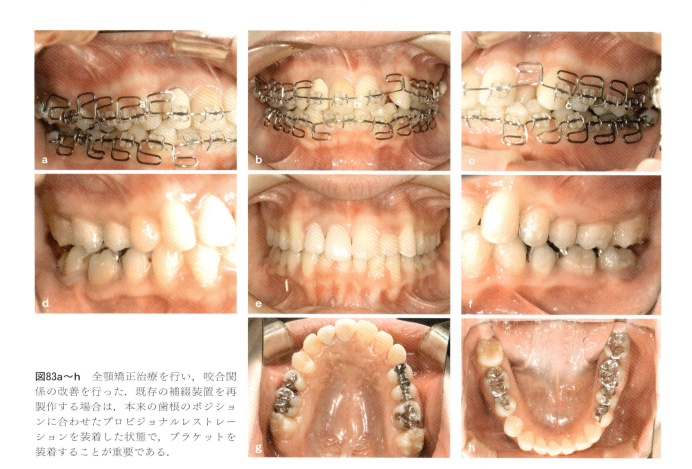

図83a〜h　全顎矯正治療を行い，咬合関係の改善を行った．既存の補綴装置を再製作する場合は，本来の歯根のポジションに合わせたプロビジョナルレストレーションを装着した状態で，ブラケットを装着することが重要である．

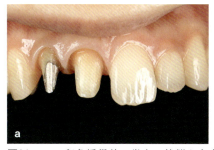 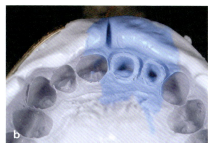 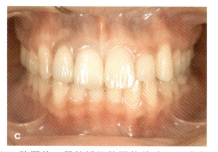

図84a〜c　印象採得前の歯肉の状態と印象採得時の印象体，およびメタルセラミックス装置後の最終補綴装置装着時の口腔内写真．

> **POINT**　審美修復を行う歯の矯正は，
> 歯根軸に合わせたプロビジョナルレストレーションを[35]
>
> 　前歯部補綴装置を再製作する場合は，現在の歯根のポジションに合わせたプロビジョナルレストレーションを装着したうえで矯正治療することで，その歯本来の歯根方向と位置に改善されるので，最終補綴装置の歯頸ラインの調和を図りやすくなる．

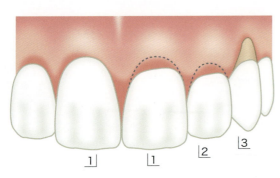
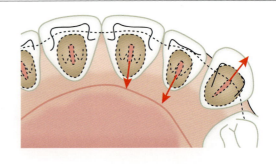

1︎ 2︎と3︎の歯頸ラインの違いは

1︎ 2︎はボーンハウジング内に歯根が収まっている．
3︎はボーンハウジングを外れて歯根が位置している．

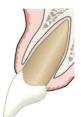

■歯軸が唇側に傾斜

歯肉縁から歯槽骨頂までの距離が短くなりやすく，High-Crestタイプに似てくる．

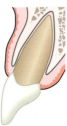

■正常な歯軸

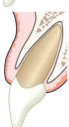

■歯軸は唇側に傾斜しているが，歯冠は舌側に傾斜

歯肉縁から歯槽骨頂までの距離が長くなりやすく，Low-Crestタイプに似てくる．
そのうえ，歯肉縁下のTissue Supportが得られにくくなる．

図85 ボーンハウジング内での歯根のポジションと歯肉のフェノタイプおよび歯頸ラインの関係（参考文献36より引用改変）．

歯列矯正とその後，前歯部補綴修復を行った．適切なタイミングでプロビジョナルレストレーションを装着することで，歯頸ラインの調和および健康的な歯肉を獲得できた．

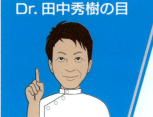

成人矯正治療の場合，その術前がすでに装着されている補綴装置や歯の異常な摩耗や咬耗によって，患者が本来有していた歯牙形態から変化していることも少なくない．そのため成人矯正治療を行う場合は，それらに対してどのように対応するのか，十分に結果のイメージを患者と共有しておく必要がある．

3 審美的観点から

1 歯肉の診断と治療方法

1.「歯肉を見る目」の必要性

　審美的で長期安定予後を期待できる補綴治療を達成するためには，処置に入る前に健康な歯肉を獲得しなければならない．そのためには「歯肉を見る目」が必要である．そこで，歯周病が歯肉に現れる所見とその原因，そしてその治療方法について解説していきたい．

　歯肉が発赤している場合において，それが歯周炎なのか，咬合あるいは補綴装置の形態的な問題によるものなのかの診断が重要である．

　臨床でたびたび経験する外傷性咬合が原因と思われる歯肉の発赤については，いくつかの原因が考えられる．外傷性咬合と歯周病の因果関係について，Stahl[37]はヒトの解剖結果から，また Comar ら[38]はサルを用いた動物実験から検証し，外傷性咬合を受けても炎症は直接歯根膜へ波及するようなことはなかったと報告している．

　さらに Meitner[39]もサルの歯頸部に絹糸を巻きつけて歯肉炎を起こし，これにジグリングフォース（Jiggling Force）を加えて病理組織を観察したところ，線維性付着は正常で，骨縁下ポケットは生じなかったと報告している．

　つまり炎症が歯肉炎に限局している場合は，たとえ外傷性咬合力が加わったとしても，炎症により骨吸収が進むことはないものと考えられる．これを Waerhaug[40]は，結合組織性付着が Safety Zone と呼び，これが破壊されているかどうかが，外傷性咬合により炎症が歯根膜へ波及し，骨縁下ポケットへの進行が起こる[41]ボーダーになるものと考えられる．

　しかしながら本間ら[42]は，サルにおいて過度に強い咬合力を与えると，病理組織学的には歯肉固有層

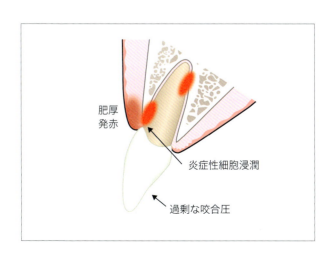

図86　過剰な咬合力によると思われる歯肉の赤み．

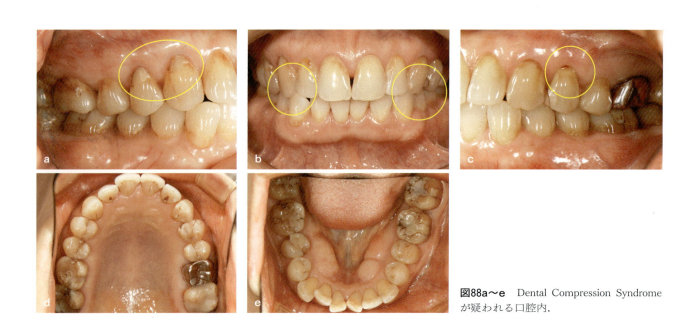

Dental Compression Syndrome

①顔面咬筋の肥大
②顎関節症状
③咀嚼筋群の疼痛
④頭痛
⑤エナメル質の微少破壊
・くさび状欠損や咬合面の窪み
　（アブフラクションを含む）
・エナメル質の波状線
・歯冠および歯根破折
・前歯部切縁の鋭角化
・犬歯咬頭頂の咬耗
・臼歯部咬頭頂の咬耗，摩耗
⑥修復物の破損，変形，リューダーの線条，波状の平行線の出現
⑦垂直性骨吸収，ブリッジポンティック下などの骨増生，骨隆起の存在
⑧口腔内の金属味，あるいは酸味
⑨歯肉退縮

咬耗　う蝕のリスク増大　咬合面のくぼみ　エナメル質の微小破壊
歯牙破折
・象牙質，セメント質の破壊
・二次う蝕
くさび状欠損
セメント質の波状破壊線
骨隆起
骨破壊
根吸収
骨梁の乱れ　中隔部への炎症の波及（分岐部病変）　歯根膜の肥厚および消失　歯槽白線の消失および肥厚

図87　Dental Compression Syndrome（DCS）（参考文献43より引用改変）．

図88a〜e　Dental Compression Syndrome が疑われる口腔内．

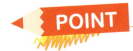 **POINT**　Dental Compression Syndrome が疑われる口腔内

・窮屈な咬合
・下顎歯列の狭窄
・下顎舌側に見られる骨隆起
・下顎の充填物の破損
・歯頸部に見られるアブフラクション

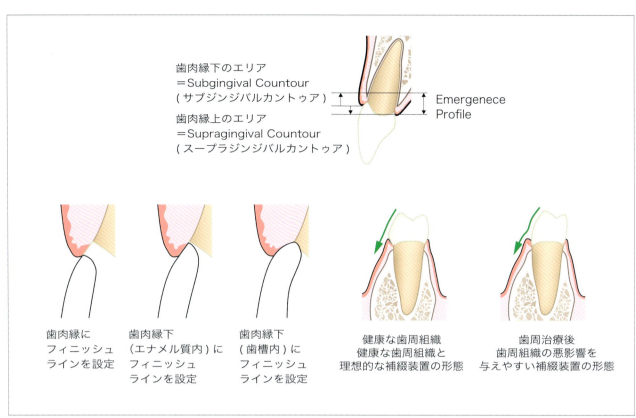

図89 エマージェンスプロファイルの設定(参考文献35, 46より引用改変).

に著明な炎症性細胞浸潤が見られ，内縁上皮も肥厚して一部上皮性付着が破壊されていたが，線維性付着は正常に保たれていたと報告している．つまり，外傷性咬合を受けている歯の辺縁歯肉に発赤が認められることがあるのは，歯周病による付着の喪失がない場合，病的な歯周ポケットは存在しないが，内縁上皮の肥厚や一部上皮性付着の破壊，そしてわずかな炎症性細胞浸潤が原因と考えられる(**図86**).

患者のもつ咬合力を診断する指標として，デンタルコンプレッションシンドローム(Dental Compression Syndrome：以下DCS)という概念[44, 45]が報告されているが，クレンチングなどの強い咬合力に起因する．症状では典型的特徴として，**図87**の項目を挙げている．

このような症例(**図88**)に対する補綴的対応法は，補綴治療後のナイトガードの装着はいうまでもないが，一口腔単位で治療が可能な場合では，咬合挙上，咀嚼筋の過緊張のない顎位での補綴処置，前歯部の適切なアンテリアカップリングの付与，そして側方歯群による過剰な側方力を解放することが挙げられる．さらに大臼歯部の歯冠補綴においては，ハイブ

リッドレジンや築盛陶材によるセラミックスでその咬合面を製作することは避けたほうが望ましい．また，補綴装置に起因する歯肉の発赤には，①マージン部の適合不良，②補綴装置の歯頸部の形態が挙げられる．

これらが原因の場合は，不良補綴装置を除去し，プロビジョナルレストレーション装着後に歯肉の反応を見ていく必要がある．

2．補綴装置のサブジンジバルカントゥアの歯肉への影響

歯肉縁下カントゥア(サブジンジバルカントゥア：Subgingival Contour)については，ストレートにする方法とコンベックス(凸状)にする方法の2つの考え方が存在する．

1977年にSteinと桑田正博によってエマージェンスプロファイルの概念が提唱[46]され，その後Croll[47, 48]が天然歯もしくは歯冠修復物の歯肉縁下から歯頸部側約1/3までのエリアの形態をエマージェンスプロファイルと定義した(**図89**)．彼らは，天然歯は解剖

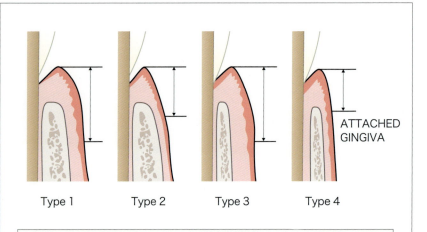

図90 Maynardの分類．歯肉退縮に関係する歯槽骨と歯肉の関係（参考文献34より引用改変）．

学的にストレートなエマージェンスプロファイルを呈していて，臨床的な見地からクラウンにおいて歯肉縁下でのカントゥアはストレートな形態が理想的であると報告している．

Wagman[49]，Kayら[50]は，厚い歯肉の症例で歯肉縁下のカントゥアをストレートにすると，歯肉のサポートが不足し，辺縁歯肉がロール状になり歯肉の炎症を引き起こすと報告している．

3．角化歯肉の厚みと歯周ポケット

（1）歯肉退縮の原因と診断

Maynard[34]は歯槽骨と歯肉の関係をその厚みの違いにより4つに分類し，厚い歯肉は薄い歯肉と比較して退縮しにくいことを報告している．このことは，厚い歯肉は血流に富み，コラーゲン線維の量が多いために歯肉退縮に対して有利であることから容易に想像できる（図90）．

薄い歯肉の場合，審美障害を生じたり，歯肉退縮を起こしやすい．このような場合は，結合組織移植による根面被覆術[51, 52]や歯槽堤増大術が審美的改善や清掃性向上のために大変有効である．

4．ティッシュサポートが必要なケース

（1）歯肉弁根尖側移動術後の歯周補綴，矯正または自然挺出した歯

前歯部などの審美エリアにおける補綴処置において，中等度の歯周病に罹患している場合や，支台歯に歯肉縁下う蝕が存在し生物学的幅径が侵されていた場合に，歯肉弁根尖側移動術（Apically Positioned Flap：APF）の応用が効果的なケースがある．

歯肉弁根尖側移動術は歯肉弁を部分層弁で翻転し，骨膜上に骨膜縫合を行い，歯肉弁を歯槽骨頂に位置づけ固定することで，歯周外科本来の目的である根面デブライドメント（Root Debridement）と，骨形成だけでなく歯周ポケットを除去し付着角化軟組織の増大が行われる．この術式により歯肉のクリーピングと生物学的幅径（1mmの歯肉溝，1mmの上皮性付着，1mmの結合組織性付着）[53]の再構築が起こるとされている．その結果，病的な深い歯周ポケットは除去され，1.2mm程度の浅い歯肉溝が獲得され，清掃性に優れた健康な歯周組織を再構築できる．また付着角化歯肉幅の増大は歯肉炎や，ブラッシングなどの機械的刺激に対しての抵抗性向上などの臨床的効果が期待できる[54, 55]．

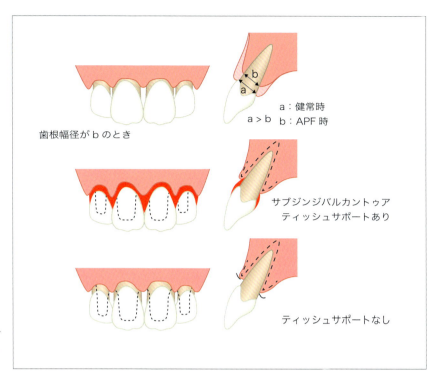

図91 歯軸と補綴修復物のエマージェンスプロファイルの関係(参考文献35より引用改変).

　補綴装置のマージンを歯肉縁下に設定し，歯肉退縮を防止するためには，最低でも2mmの歯肉溝と3mmの付着歯肉が必要と報告されている[56]．

　歯肉弁根尖側移動術の欠点は，その後に補綴処置を行わない場合には，根面露出や歯間空隙が大きくなることによる審美障害や発音障害，知覚過敏，根面う蝕のリスク増大などが挙げられる．その後に補綴処置を行う場合には，支台歯形成時のフィニッシュラインの設定位置がより歯根側に位置するために起こる問題を解決する必要がある．

　つまり，健康な歯周組織を持ち，アタッチメントロスも起こっていない歯の場合では，補綴装置のマージンの設定位置からの立ち上がりは天然歯のそれと同じような形態(ストレートなエマージェンスプロファイル)で問題ないが，アタッチメントロスを起こした歯の場合，あるいは健康で安定した歯周組織を獲得するために歯牙挺出や歯肉弁根尖側移動術を応用した歯周形成外科を応用した治療を行った場合は，前者の補綴装置のマージン部の歯根幅径よりも後者の歯根幅径のほうが小さくなる(図91)．このようなケースに前者と同じようにストレートなエマージェンスプロファイルを与えると，ティッシュサポートが取れずに補綴歯の辺縁歯肉がロール状に肥厚したり，縁下プラークの侵入による炎症を起こ

しやすくなる．このようにティッシュサポートを意識したサブジンジバルカントゥアが必要になるケースもある．前述したAPF後の歯周補綴や矯正または自然挺出した歯などがそれに当てはまる．

5．[症例10]：前歯部審美の改善症例(図92〜95)

　患者：21歳，女性．Maynardの分類 Type 4 のケースで，とくに1|の歯根部付近の歯肉に変色が認められた．歯周炎は軽度で歯周ポケットは2〜3mmであった．また辺縁歯肉がロール状になっているのが見える．前述したように補綴装置のマージンを歯肉縁下に設定し，歯肉退縮を防止するためには，最低でも2mmの歯肉溝と3mmの付着歯肉が必要とされている[56]．本症例においても，患者が求める審美性を獲得するためには付着角化歯肉の厚みを増幅させる必要がある．本症例では，初期治療を徹底して行い，1|1 にCTGを行い，歯肉の厚みを確保した(図93)．その後，十分なティッシュサポートを得るために適切なサブジンジバルカントゥアを与えた最終補綴装置を装着した(図94, 95)．辺縁歯肉にはロール状の巻き込みによる炎症や歯肉の変色は認められない．

症例10 前歯部審美の改善症例

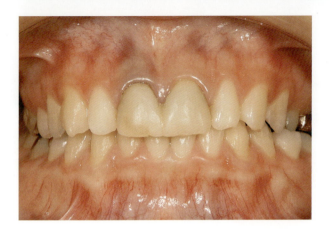

図92 前歯部の審美歯科治療を希望して来院した．術前の口腔内写真．

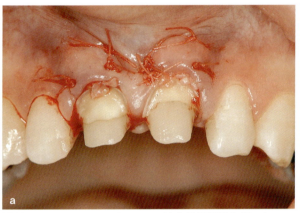
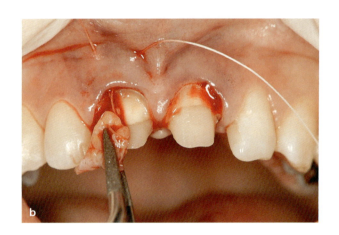

図93a, b　Envelope Technique で結合組織移植を行った．

縫合糸を歯肉内に滑り込ませ，歯肉溝から出したら結合組織を拾い，その後また歯肉溝内に滑り込ませ，歯肉外へ出す

糸の両端を引っ張り，結合組織を歯肉内に滑り込ませる

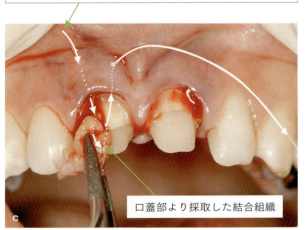
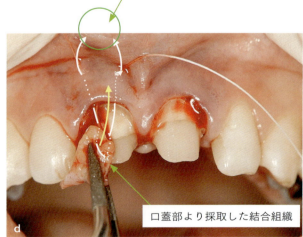

口蓋部より採取した結合組織

口蓋部より採取した結合組織

図93c, d　1|の歯肉溝内からメスで部分層で剥離し，減張切開を中で入れて巾着状にスペースを作り，そこへ結合組織を滑り込ませる．

112

CHAPTER 3　検査・診断：実践編①　歯周治療と咬合・矯正治療

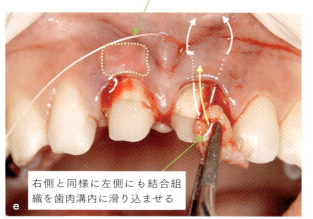

口蓋部より採取し，歯肉構内に滑り込ませた結合組織

右側と同様に左側にも結合組織を歯肉溝内に滑り込ませる

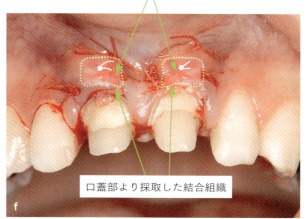

縫合糸で結合組織をとめる

口蓋部より採取した結合組織

図93e, f　|1 も同様に部分層でスペースを作り，結合組織を滑り込ませる．

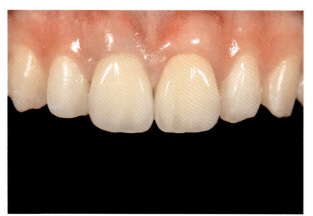

図94　術後2年の口腔内写真．

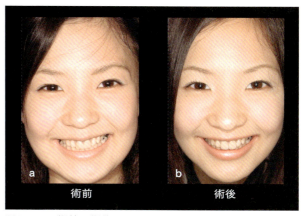

術前　　術後

図95a, b　術前，術後のスマイル写真．

> **POINT　歯肉のディスカラレーションの改善**
>
> 　歯肉のディスカラレーションを改善する処置を行う場合は，その原因が歯周病による骨吸収や歯肉の炎症によるものなのかどうかの診断が重要である．このケースの場合，歯肉が薄く，失活による変色した歯根色が表面に浮き出ていると診断した．歯周初期治療を行い歯肉の厚みを増大し，プロビジョナルレストレーションにより適切なティッシュサポートを付与することで，健康な歯肉色と調和のとれた歯頚ラインを獲得することができた．

> **本症例のまとめ**　前歯部の歯肉および補綴装置の審美性改善に対して，歯周初期治療後，結合組織移植を行うことで，歯根色の透過による黒ずみを遮断した．その際に左右1歯1歯の歯根形態に合わせて移植術を行ったことで，歯肉のディスカラレーションの改善と，より自然な形態の歯肉を獲得できた．

113

症例11 Maynard分類のType 4で|1 2の歯根部付近の歯肉の変色にCTGを応用した症例

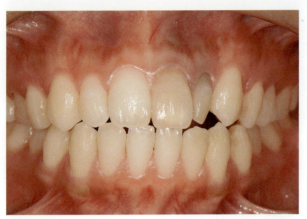

図96 術前の口腔内写真．1|の変色および歯根部の歯肉のディスカラレーションが認められる．

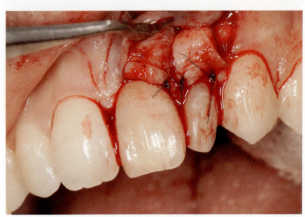

図97 結合組織移植（CTG）を行った．

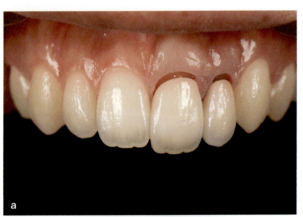

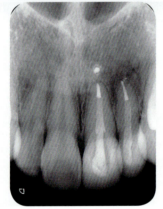

図98a〜c 術後の口腔内写真とデンタルエックス線写真（技工担当・兒玉邦成［田中ひでき歯科クリニック］）．薄い歯肉の厚みをCTGで増大し，歯肉の治癒を待って，ティッシュサポートを目的に，プロビジョナルレストレーションで適切なサブジンジバルカントゥアの形態を決めた．その後，その形態を最終補綴装置に移行した．さらに重度に変色している歯根色に対して，隣在歯は透明感が強いうえに明度の高い色調なので，歯根色の影響を受けにくいような工夫が必要になる．

6．[症例11]：Maynard分類のType 4で|1 2の歯根部付近の歯肉の変色にCTGを応用した症例（図96〜99）

患者：24歳，女性．|1 2の変色および，歯根部の歯肉の変色の改善と審美修復治療を希望した．歯肉のフェノタイプ（Gingival Phenotypes）は，薄い歯肉で歯周ポケットが1〜2 mmであった．歯根部の歯肉の変色は薄い唇側歯槽骨と薄い歯肉から浮き出た歯根色の影響と診断した．そのため，十分な歯肉の厚みを確保するために結合組織移植術を行った．その後，プロビジョナルレストレーションにより歯周組織の安定とサブジンジバルカントゥアの調整を行いながら歯頸ラインの調和を図った．6か月後，歯肉の状態が安定したのを確認した後に最終補綴装置製作に入った．

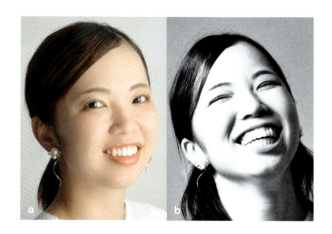

図99a, b 術後のスマイル写真.

> **POINT** 歯肉のディスカラレーションを改善するさまざまな工夫
>
> 歯肉のディスカラレーションを改善するという点において，このケースと**症例10（P.112）**に提示したケースとの違いは，歯根色の変色がかなり強いことである．このケースの場合，薄い歯肉の厚みを増大し，プロビジョナルレストレーションにより適切なサブジンジバルカントゥアを付与し，ティッシュサポートを獲得した．さらにこのケースではマテリアルの選択も重要な要素になってくる．重度に変色している歯根色に対して，隣在歯は透明感が強いうえに明度の高い色調なので，歯根色の色の影響を遮断するためにマスキング効果の高い不透明なフレームマテリアルを選択するなどの工夫が必要になる．

本症例のまとめ　薄い歯肉と歯根の変色が強く，それが薄い歯槽骨，歯肉を通して歯肉のディスカラレーションを引き起こしていた．周囲の歯との調和を図るために，結合組織移植により歯肉の厚みを改善し，最終補綴装置のマージンを歯肉縁下約0.8mmに設定し，適切なサブジンジバルカントゥアを調整した後に補綴修復を行った．

症例12 歯列と歯のポジション

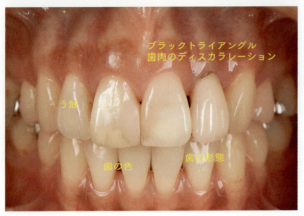

図100　術前の口腔内写真．

図101　患者が希望する項目．

患者が希望する**項目**

①2＋1間に見られるブラックトライアングルの改善
②歯の形態をもう少し女性らしくしてほしい
③歯の色をもう少し白くしてほしい
④歯頸部が黒いのが気になる

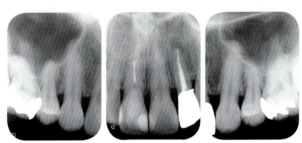

図102　術前のデンタルエックス線写真．

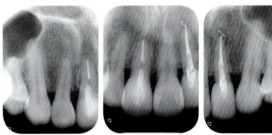

図103　術後のデンタルエックス線写真．

7．［症例12］：歯列と歯のポジション（図100〜106）

　患者：31歳，女性．自然でより綺麗な歯とスマイルラインを希望して来院した．患者とのインタビューで，気になるところを挙げてもらった．
①歯の色を全体的に白くしてほしい
②歯の形態をオーバル型（卵円型）にしてほしい
③歯間空隙のブラックトライアングルをなくしてほしい
とのことだった．

　診査項目としては，歯周組織検査，デンタルエックス線写真からう蝕の有無，根尖病変の有無，歯槽骨の状態などが挙げられる．

　口腔内写真からは，顔貌，正中のズレ，スマイルラインと切端の位置，スマイルラインとガムライン，顔貌と咬合平面，歯肉のフェノタイプ，歯頸ライン，歯の色調，歯の形を診査し，スタディモデルからは，歯軸と歯の位置関係，オーバージェットとオーバーバイト，咬合関係，顎位の診査を行った．これらを基に術者サイドの診断として，‌2の補綴歯は歯肉退縮を起こしマージンが露出し，辺縁歯肉にも変色が見られた．1‌歯冠部は失活歯で変色していた．歯冠形態はトライアングルタイプで，歯槽骨と歯肉の厚みは Maynard の分類 Type 3 と診断した．

　歯周ポケットは全体に 2〜3mm であった．モックアップ模型で患者と歯の形態の確認を行った後に，1‌，‌2 にプロビジョナルレストレーションを装着した．そこで最終補綴歯のイメージを確認した後に，3 2‌|‌1 3 にラミネートベニアを形成，装着した．その後 1‌，‌2 は e.max press をフレームにしたオールセラミッククラウンを装着した．

　このケースのように，変色した失活歯の歯冠補綴とラミネートベニア修復を併用する場合には，ラミネートベニアを装着した後に歯冠補綴装置を製作したほうが，色調の調和が得られやすい．

CHAPTER 3　検査・診断：実践編①　歯周治療と咬合・矯正治療

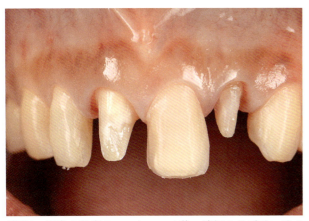

図104　歯肉の炎症のコントロール後，適切なサブジンジバルカントゥアおよびフィニッシュラインのマージンフィット，仮着セメントの残留がないことを確認し，ラミネートベニアの形成を行った．

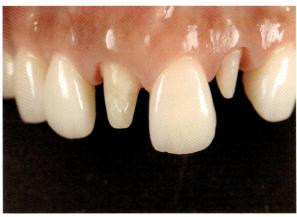

図105　ラミネートベニアの装着後，|1 と 2|のジルコニアセラミックスの印象採得を行った．

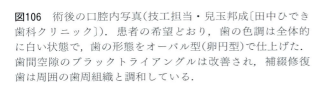

図106　術後の口腔内写真（技工担当・兒玉邦成〔田中ひでき歯科クリニック〕）．患者の希望どおり，歯の色調は全体的に白い状態で，歯の形態をオーバル型(卵円型)で仕上げた．歯間空隙のブラックトライアングルは改善され，補綴修復歯は周囲の歯周組織と調和している．

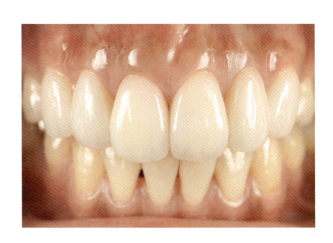

> **POINT**　異なる処置を行った歯の色調を合わせるコツ
>
> ラミネートベニアと歯冠補綴装置を併用する場合，プロビジョナルレストレーションおよびモックアップ模型での形態確認後は，ラミネートベニアから先に製作したほうが両者の色調を合わせやすい．

本症例のまとめ　前歯部審美修復症例で，モックアップ模型で患者の希望する審美的結果のイメージを確認し，ラミネートベニアと歯冠補綴装置を併用することで，患者の希望に沿った結果を得た．

2　補綴前に注意すべき点

1．補綴前の診断

　補綴処置に移行する前の診断として重要になるのが，最終補綴装置の形態とマージンの設定位置である．う蝕の除去や歯内治療を行った後に，最終補綴装置のマージンの位置が生物学的幅径を侵襲していないかどうか，隣接面のコンタクト接触の位置とマージンまでの形態が適切な形で再現できるかどうかなどの診断が必要である．

　Tarnowら[57]の天然歯の垂直的観察，Choら[58]の水平的観察から，天然歯では歯根間距離が1～2mmの関係にある場合，歯根間骨頂から5mmの位置に隣接面コンタクトが存在すれば，歯間空隙は軟組織で満たされると報告している．

2．生物学的幅径が維持される条件

　生物学的幅径が維持されるためには，歯肉縁から骨縁までの距離を約3mm以上とすることが必要とされる[59, 60]．そのため，歯肉縁下う蝕や補綴処置にあたり，生物学的幅径が満たされないことが予想できるケースでは，歯肉切除術や歯肉弁根尖側移動術（図107），矯正的挺出（図108）などで相対的に健全歯質の部分を歯肉縁上に位置させる必要がある[61～63]．

歯周形成外科

・十分な角化歯肉幅の確保
・十分な厚みの軟組織の確保
・生物学的幅径の確保

・歯肉弁根尖側移動術（Apically Positioned Flap）
・遊離歯肉移植（Free Gingival Graft）
・結合組織移植（Connective Tissue Graft）
・歯槽堤増大術（Ridge Augmentation）

図107　症状に合わせた種々の歯周形成外科の選択方法．

矯正治療の意義

・歯列と咬合関係の改善
・適正なTooth Position
・適正な歯軸
・生物学的幅径の確保
・CR Ratioの改善

図108　矯正治療の意義．

CHAPTER 3　検査・診断：実践編① 歯周治療と咬合・矯正治療

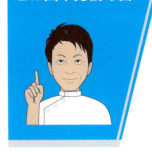

Dr. 田中秀樹の目

　審美修復を行う場合は，その成功は，正確な診断とそれらを維持する健康な歯周組織と生体に調和した補綴形態，そして安定した咬合関係の構築にあると考える．補綴前処置はこれらに必要なことがらの大きな枠組みにすぎない．実際の臨床においては個々の患者にあった細かな詰めと，一つひとつのステップで妥協しないこだわりが，その結果の美しさと患者の満足度の向上に大きく影響することを理解しておきたい．

参考文献

1. 小西繁一．人歯牙の健全歯および諸種疾患ならびに補綴に於ける咬合圧に関する研究．口科誌 1959；8（4）：427-458．
2. 西川啓介，坂東永一，中野雅徳．睡眠時ブラキシズムにおける咬合力の研究．補綴誌 1998；42：740-746．
3. Lindhe J, Svanberg G. Influence of trauma from occlusion on progression of experimental periodontitis in the beagle dog. J Clin Periodontol 1974；1(1)：3-14.
4. Waerhaug J.The angular bone defect and its relationship to trauma from occlusion and downgrowth of subgingival plaque. J Clin Periodontol 1979；6(2)：61-82.
5. 下野正基，鈴木　尚，北川原　健，續　肇彦．力を読む（下）．補綴臨床 1998；31(2)：144-193．
6. 小林賢一．歯が溶ける！エロージョンの診断から予防まで．東京：医歯薬出版，2009；2-15，21-23．
7. Polson AM, Zander HA. Effect of periodontal trauma upon intrabony pockets. J Periodontol 1983；54(10)：586-591.
8. Gaumet PE, Brunsvold MI, McMahan CA. Spontaneous repositioning of pathologically migrated teeth. J Periodontol 1999；70(10)：1177-1184.
9. Ten Cate AR. Oral histology : development, structure, and function. 2 nd ed. St. Louis : Mosby, 1985.
10. Lindhe J, Svanberg G. Influence of trauma from occlusion on progression of experimental periodontitis in the beagle dog. J Clin Periodontol 1974；1(1)：3-14.
11. Ericsson I, Lindhe J. Effect of longstanding jiggling on experimental marginal periodontitis in the beagle dog. J Clin Periodontol 1982；9(6)：497-503.
12. 井上昌幸．歯根セメント質の組織学的構造に現われた機能的影響について．補綴誌 1960；4(2)：124-146．
13. 市之川　浩，中川寛一，森永一書，嶋田徹治，磯野珠貴，近藤祥弘，浅井康宏．自家歯牙移植に関する実験病理学的検討（第2報）．治癒過程における微細構造学的変化．保存誌 1998；41：91．
14. 潰本宜興，毛利　環．智歯の自家移植．歯根膜再生の条件．日本歯科評論 2000；688：93-102．
15. Watanabe T, Nakano N, Muraoka R, Shimizu T, Okafuji N, Kurihara S, Yamada K, Kawakami T. Role of Msx 2 as a promoting factor for Runx 2 at the periodontal tension sides elicited by mechanical stress. Eur J Med Res 2008；13(9)：425-431.
16. Watanabe T, Okafuji N, Nakano K, Shimizu T, Muraoka R, Kurihara S, Yamada K, Kawakami T. Periodontal tissue reaction to mechanical stress in mice. J Hard Tissue Biol 2007；16(2)：71-74.
17. Kawakami T, Nakano K, Shimizu T, Kimura A, Okafuji N, Tsujigiwa H, Hasegawa H and Nagatsuka H. Histopathological and immunohistochemical background of orthodontic treatment. Int J Med Biol Front 2009；15(7/8)：591-616.
18. Lindhe J, Ericsson I. The effect of elimination of jiggling forces on periodontally exposed teeth in the dog. J Periodontol 1982；53(9)：562-567.
19. Mabuchi R, Matsuzaka K, Shimono M. Cell proliferation and cell death in periodontal ligaments during orthodontic tooth movement. J Periodontal Res 2002；37(2)：118-124.
20. 下野正基，浜田義信，井上　孝，山村武夫，古賀正忠．咬合性外傷による歯周組織変化．the Quintessence 1986；5(7)：1044-1056．
21. Papapanou PN, Wennström JL. The angular bony defect as indicator of further alveolar bone loss. J Clin Periodontol 1991；18(5)：317-322.
22. Waerhaug J. The infrabony pocket and its relation- ship to trauma from occlusion and subgingival plaque. J Periodontol 1979；50(7)：355-365.
23. Antonio Nanci(編著)，川崎堅三(監訳)．Ten Cate 口腔組織学 第6版．東京：医歯薬出版，2006．
24. Glickman I, Smulow JB. Adaptive alterations in the periodontium of the rhesus monkey in chronic trauma from occlusion. J Periodontol 1968；39(2)：101-105.
25. Waerhaug J. Pathogenesis of pocket formation in traumatic occlusion. J Periodontol 1955；26：107-118.
26. Wennström JL, Lindhe J, Sinclair F, Thilander B. Some periodontal tissue reactions to orthodontic tooth movement in monkeys. J Clin Periodontol 1987；14(3)：121-129.
27. 西原克成．顔の科学．生命進化で顔を見る．東京：日本教文社，1996．
28. Cortellini P, Prato GP, Tonetti MS. The modified papilla preservation technique. A new surgical approach for interproximal regenerative procedures. J J Periodontol 1995；66(4)：261-266.
29. Cortellini P, Prato GP, Tonetti MS. The simplified papilla preservation flap. A novel surgical approach for the management of soft tissues in regenerative procedures. Int J Periodontics Restorative Dent 1999；19(6)：589-599.
30. Takasaki AA, Aoki A, Mizutani K, Schwarz F, Sculean A, Wang CY, Koshy G, Romanos G, Ishikawa I, Izumi Y. Application of antimicrobial photodynamic therapy in periodontal and peri-implant diseases. Periodontol 2000 2009；51：109-140.
31. Chui C, Aoki A, Takeuchi Y, Sasaki Y, Hiratsuka K, Abiko Y, Izumi Y. Antimicrobial effect of photodynamic therapy using high-power blue light-emitting diode and red-dye agent on Porphyromonas gingivalis. J Periodontal Res 2013；48(6)：696-705.
32. Tarnow DP, Magner AW, Fletcher P. The effect of the distance from the contact point to the crest of bone on the presence or absence of the interproximal dental papilla. J Periodontol 1992；63(12)：995-996.
33. Aroca S, Molnár B, Windisch P, Gera I, Salvi GE, Nikolidakis D, Sculean A. Treatment of multiple adjacent Miller class I and II gingival recessions with a Modified Coronally Advanced Tunnel (MCAT) technique and a collagen matrix or palatal connective tissue graft: a randomized, controlled clinical trial. J Clin Periodontol 2013；40(7)：713-720.
34. Maynard JG Jr, Wilson RD. Diagnosis and management of mucogingival problems in children. Dent Clin North Am 1980；24(4)：683-703.
35. 田中秀樹．Diagnosis in prosthodontics and preprosthetic treatments：補綴前の診断と補綴治療に必要な前処置．歯界展望 2015；126(4)：734-755．
36. 田中秀樹．天然歯における歯肉のバイオタイプと生物学的幅径の三次元的考察．歯界展望 2011；117(1)：55-63．

37. Stahl SS. Accommodation of the periodontium to occlusal trauma and inflammatory periodontal disease. Dent Clin North Am 1975 ; 19(3) : 531 - 542.

38. Comar MD, Kollar JA, Gargiulo AW. Local irritation and occlusal trauma as co-factors in the periodontal disease process. J Periodontol 1969 ; 40(4) : 193 - 200.

39. Meitner S. Co-destructive factors of marginal periodontitis and repetitive mechanical injury. J Dent Res 1975 ; 54 Spec no C : C78 - 85.

40. Waerhaug J. Pathogenesis of Pocket Formation in Traumatic Occlusion. J Periodont 1955 ; 26(2) : 107 - 118.

41. Glickman I. Inflammation and Trauma from Occlusion, Co-Destructive Factors in Chronic Periodontal Disease. J Periodont 1963 ; 34(5) : 5 - 11.

42. 本間　博．実験的咬合性外傷のサル歯周組織に及ぼす影響に関する研究．日歯周誌 1977；19(4)：289 - 302．

43. 筒井昌秀, 筒井照子．包括歯科臨床．東京：クインテッセンス出版, 2003．

44. McCoy G. Dental compression syndrome a new look at an old disease. Proceedings of Congress XV of the International Academy of Gnathology Colorado California 1991 ; 9 : 18 - 22.

45. McCoy G. 筒井昌秀(訳閲)．Dental Compression Syndrome と咬合治療．the Quintessence 1994；13(4)：92 - 99．

46. Stein RS, Kuwata M. A dentist and a dental technologist analyze current ceramo-metal procedures. J Clin Periodontol 1977 ; 21(4) : 729 - 749.

47. Croll BM. Emergence profiles in natural tooth contour. Part I: Photographic observations. J Prosthet Dent 1989 ; 62(1) : 4 - 10.

48. Croll BM. Emergence profiles in natural tooth contour. Part II: Clinical considerations. J Prosthet Dent 1990 ; 63(4) : 374 - 379.

49. Wagman SS. The role of coronal contour in gingival health. J Prosthet Dent 1977 ; 37(3) : 280 - 287.

50. Kay HB. Criteria for restorative contours in the altered periodontal environment. Int J Periodontics Restorative Dent 1985 ; 5 (3) : 42 - 63.

51. Langer B, Langer L. Subepithelial connective tissue graft technique for root coverage. J Periodontol 1985 ; 56(12) : 715 - 720.

52. Bruno JF. Connective tissue graft technique assuring wide root coverage. Int J Periodontics Restorative Dent 1994 ; 14(2) : 126 - 137.

53. Nevins M, Skurow HM. The intracrevicular restorative margin, the biologic width, and the maintenance of the gingival margin. Int J Periodotics Restorative Dent 1984 ; 4 (3) : 30 - 49.

54. Ericsson I, Lindhe J. Recession in sites with inadequate width of the keratinized gingiva. An experimental study in the dog. J Clin Periodontol 1984 ; 11(2) : 95 - 103.

55. Nevins M. Attached gingiva-mucogingival therapy and restorative dentistry. Int J Periodontics Restorative Dent 1986 ; 6 (4) : 9 - 27.

56. Maynard JG Jr, Wilson RD. Physiologic dimensions of the periodontium significant to the restorative dentist. J Periodontol 1979 ; 50(4) : 170 - 174.

57. Tarnow DP, Magner AW, Fletcher P. The effect of the distance from the contact point to the crest of bone on the presence or absence of the interproximal dental papilla. J Periodontol 1992 ; 63(12) : 995 - 956.

58. Cho HS, Jang HS, Kim DK, Park JC, Kim HJ, Choi SH, Kim CK, Kim BO. The effects of interproximal distance between roots on the existence of interdental papillae according to the distance from the contact point to the alveolar crest. J Periodontol 2006 ; 77(10) : 1651 - 1657.

59. Nevins M, Skurow HM. The intracrevicular restorative margin, the biologic width, and the maintenance of the gingival margin. Int J Periodontics Restorative Dent 1984 ; 4 (3) : 30 - 49.

60. Ingber JS, Rose LF, Coslet JG. The "biologic width"--a concept in periodontics and restorative dentistry. Alpha Omegan 1977 ; 70(3) : 62 - 65.

61. Sonick M. Esthetic crown lengthening for maxillary anterior teeth. Compend Contin Educ Dent 1997 ; 18(8) : 807 - 812, 814 - 816, 818 - 819.

62. Lanning SK, Waldrop TC, Gunsolley JC, Maynard JG. Surgical crown lengthening: evaluation of the biological width. J Periodontol 2003 ; 74(4) : 468 - 474.

63. Yeh S, Andreana S. Crown lengthening: basic principles, indications, techniques and clinical case reports. N Y State Dent J 2004 ; 70(8) : 30 - 36.

CHAPTER

4

検査・診断：実践編②
咬合と顎位の診査

1 補綴的(咬合)検査・診断時に知っておくべきこと，すべきこと

1 補綴治療に必要な検査とは？

1．顎口腔機能の診査が重要

　咬合再構成を含む補綴治療においてもっとも重要なことは"的確な診断"である．これに見落としがあると大きなトラブルを招くことがある．若い歯科医師は，「木を見て森を見ず，歯を見て患者をよく見ない」ことが多い．患者を見るときに，口の中だけを見て全体を見落としがちになりやすい．

　顎口腔機能が健全に機能しているかどうかの診査には，患者の姿勢，顔貌の診査は欠かすことのできない重要な項目である．パラファンクションの有無も，その病態のヒストリーと治療後の長期予後に大きな影響を与えることになる(**図1**)．患者が診療室に入ってくるときの姿勢や表情を見ておくことも，大切な情報になる．最近では，スマートフォンやパソコン，ゲームなどに長時間向き合っていることによる電磁波の影響だけではなく，姿勢の悪化，体のゆがみ，ストレスの蓄積も深刻な問題となっている．患者の社会的背景や生活習慣などからの情報も，良好な治療結果を導き出すための重要なヒントになる．

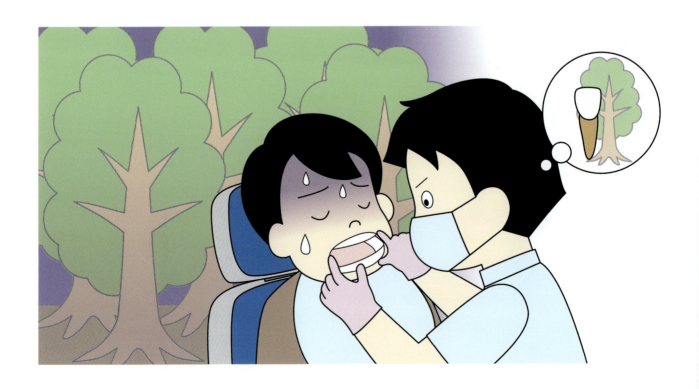

顎口腔機能が健全か否かの診査

①姿勢：正しい姿勢と体のゆがみ

②顔貌：左右の対称性と左右の目の位置，左右の耳の形，鼻の形

③咬合：下顎位，上下の歯列，欠損形態
　中心咬合位での垂直的，水平的下顎位が顎関節内での下顎顆頭安定位と調和しているか，上下の歯列がV字アーチのように狭窄していたり，左右非対称でなく，左右対称でU字型の調和のとれた歯列を維持しているか，上下の歯牙同士の接触状態，咬合平面の位置が咀嚼，嚥下，発音，審美性と調和がとれているか，咬合湾曲が適切かどうか，アンテリアガイダンスより側方ガイドはどうか

④顎関節：まっすぐに開閉口できるかどうか，開口度，開閉口時に左右の顎関節において下顎頭の動きに差がないかどうか，クリック音や痛みがないかどうか

⑤歯と歯周組織検査

⑥パラファンクションの有無

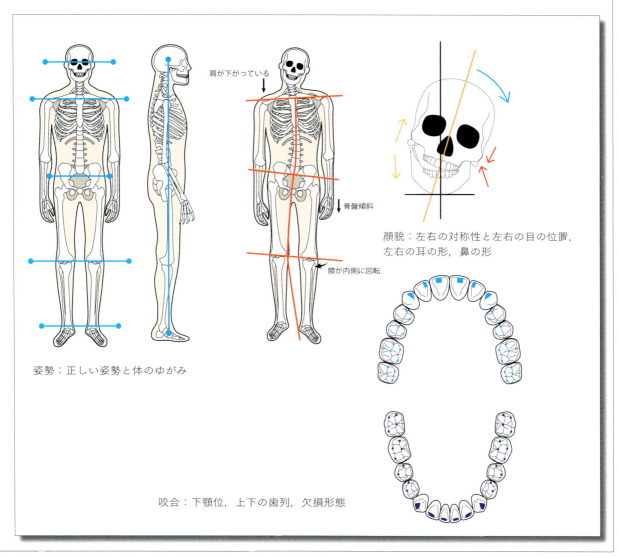

図1　顎口腔機能が健全か否かの診査（参考文献1～4より引用改変）．

> **症例1** 15年間のわずかな変化の観察・評価

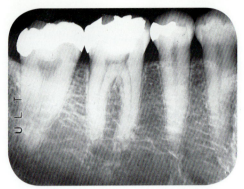

図2 1995年，患者の6⎤の咬合痛と自発痛と冷温痛の訴えから，急性全部性単純性歯髄炎と診断し，抜髄処置を行った．

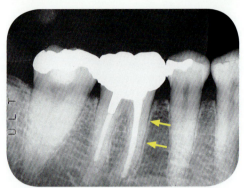

図3 1997年，症状はないが，同部位の経過観察のためデンタルエックス線写真を撮影，観察した．明瞭な「歯槽硬線」は確認されるも，近心根に若干の「歯根膜腔」の拡大が認められる．咬合調整を行い，経過をみることにした．

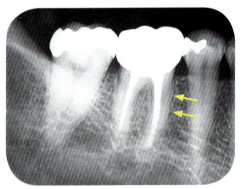

図4 2006年，同部位は11年間良好に経過していたが，歯周組織検査と同部位のデンタルエックス線写真による診査を行った．以前確認された近心根の歯根膜腔の拡大は認めなかったものの，「歯槽硬線」の消失が気になる．このときは咬合調整と咬合面のリシェイプを行った．

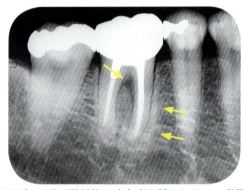

図5 2008年，再び同部位の咬合痛を訴えたため，歯周組織検査とデンタルエックス線写真による診査を行った．根分岐部に認められる透過像と近心根に認められる「骨硬化像」から，過度の咬合力による歯周組織の反応と，歯根にかかる応力疲労での歯根破折の可能性を説明した．その後，咬合調整とナイトガードの装着を説明し，同意してもらった．

2．[症例1]：15年間のわずかな変化の観察・評価（図1～6）

　患者は6⎤の咬合痛と自発痛と冷温痛を主訴に来院した．デンタルエックス線写真を見ると，前処置にて歯髄に近い部分まで覆罩されているのが認められるが，歯根膜腔の拡大などは見られない．急性全部性単純性歯髄炎と診断し，抜髄処置後，補綴処置を行った（図2）．2年後，定期検診で来院された際にとくに症状はなかったが，経過観察のためにデンタルエックス線写真を撮影して診査したところ，近心根に若干の歯根膜腔の拡大を認めたが，明瞭な歯槽硬線は確認できた．近心部分に咬合負担が大きいと診断し，同部位にかかる負担軽減を目的に咬合調整を行った（図3）．

　11年後，定期検診で来院されたのを機に，歯周組織検査および，咬合診査も含め同部位のデンタルエックス線写真診査を行った．近心根部歯根膜腔の拡大像は消失していたが，一部歯槽硬線の消失が認められた．咬合診査後，咬合調整と咀嚼効率の向上と咬合負担の軽減を目的に咬合面のリシェイプを行った（図4）．

　13年後，同部位の咬合痛を訴え来院した．歯周組織検査と咬合診査，デンタルエックス線写真診査を

CHAPTER 4　検査・診断：実践編②　咬合と顎位の診査

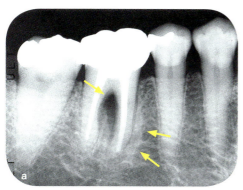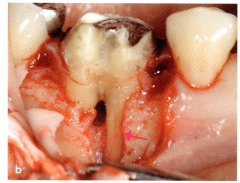

図 6 a, b　2010年，同部位の咬合痛と自発痛を訴え来院．デンタルエックス線写真より，近心根の近心部には骨硬化像，根分岐部には根尖付近まで連続する透過像と歯槽硬線の消失が見られるため，歯根破折と診断し，患者に説明した．確定診断のためにフラップ弁を開け，患者に写真を見せて破折を確認してもらい，ヘミセクションで近心根の抜歯を行った．

POINT　診断力を磨くために必要なもの

　「診断」とは，生体の正常な状態と病的な状態を多方向からみて見分ける方法のことである．「診断力」とは，より正確な診断を下せる能力であり，それを磨くには臨床力と観察力を身につけなくてはならない．そのためには何が必要か？　1歯1歯の根尖病変や歯周病変，診断から治療までを確実に行い，それをしっかり観察し，評価していくことから始まる．この症例のように，外傷性咬合から起因する歯根破折は，患者の自覚症状とデンタルエックス線写真から読み取れる種々の情報から予期できる場合が多い．また，第一大臼歯の歯根破折の場合，失活歯の近心根が多いことも気に留めておきたい．

本症例のまとめ

　歯根破折を疑う所見として，プロービングで歯周ポケット測定を行う際，破折線に沿って一部分だけ歯周ポケットが深い場合が多い．口腔内環境は絶えず変化していて，もちろん天然歯も生理的移動をしている．天然歯のエナメル質とセラミックス，ジルコニア，メタルなどの補綴装置とは摩耗度や強度に差があるために，絶えず変化する口腔内に合わせて細かな調整を必要とする．それに加えて Sjögren らは，歯内療法後に抜歯に至った原因の1位が歯根破折であったと報告している[5]ように，失活歯は生活歯に比べ破折のリスクが高いことも考慮しておく必要がある．咬頭嵌合位では，臼歯部にもっとも負担が加わる．とくに第一大臼歯は長期にわたってもっとも大きな力を受ける．そして第二大臼歯，第三大臼歯と受ける咬合力は弱くなる[6]．

行うと，歯周ポケットの増加および歯周病の進行は認めなかったが，デンタルエックス線写真より根分岐部に透過像と近心根の近心部に骨硬化像と見られるエックス線不透過像が認められた．歯周ポケットは2〜3 mmで，BOP（出血）も認めなかったために，過度の咬合力による歯根破折の可能性もあると診断した．咬合調整を行い，ナイトガードの装着を説明した（**図5**）．

　15年後，再び同部位の咬合痛と自発痛を訴え来院した．デンタルエックス線写真から，前回よりも根分岐部に見られるエックス線透過像と近心根部に見られる骨硬化像が大きくなっていることと，歯周ポケットが近心根の頬側部のみ7 mmあったことから，近心根の歯根破折と診断した．その後，確定診断のためにフラップ弁を開けると歯根破折線を認めたため，その写真を患者に確認してもらった後に近心根のみを分割抜歯した（**図6 a, b**）．

2　診断エビデンスから見る理想的咬合論と理想的咬合面形態

1．咀嚼システム

　咀嚼はヒトが食物を口腔内に運び，それを噛みつぶし，唾液で食塊を形成して嚥下するまでをいうが，この咀嚼は咀嚼筋の運動とそれを制御する顎関節機能と咬合，唾液の分泌，そして複雑な舌運動によるリズミカルで特徴的な自動運動である．この咀嚼機能がうまくいくことで健康は維持され，脳の活性化とそれによる多幸感を感じるホルモンの分泌や顔面頭蓋の成長発育の促進などの統合的作用として働いている[7]．

　窪田[8]は，咀嚼システムを歯根膜や顎や筋や腺などの末梢効果器からなる端末器系，そこに存在する各種の感覚受容器からの感覚情報を運ぶ感覚入力系，その情報を処理・制御して，適切な運動指令を送り出す中枢処理系から構成された総合機能であると述べている[8]．

2．理想咬合，生理的咬合，治療的咬合

　個人の咬合は実際の臨床では構造的にも機能的にも一人ひとり異なった特異性を持っている．そのため，厳密に咬合を定義することは困難である．そのなかで，治療目標とする咬合を概念的に整理し分類すると，理想咬合，生理的咬合，治療的咬合の3つに分けられる．

　不正咬合・非生理的咬合の状態にある患者に対して咬合治療を行う際には，これらを理解したうえで，その患者に最適な咬合すなわち生理的に安定した咬合に導くことが最優先で，必ずしも理想咬合である必要はない．

　つまり，補綴歯科治療において新たに構築する咬合を"治療的咬合（Therapeutic Occlusion）"と呼ぶが，それが機能的，審美的要件を満たし，その咬合位が変化せずに長期的に安定し，患者自身が快適で，かつ十分に満足できるものであることが重要で，それが理想咬合である必要はないということである．

　ヒトは加齢にともない，咀嚼器官の加齢変化や老化も見られる．このような長期間に及ぶ不正咬合，

非生理的咬合に順応してきた患者の場合，理想咬合に導こうとしても生理的に安定した状態を構築することは難しい．

　しかしながら，理想咬合を理解していなければ，生理的に安定した状態に導き，上述した治療的咬合を構築することはできない．

3．理想的咬合および咀嚼システム[9]

　理想的咬合および咀嚼システム（**図7**）の要素を以下に挙げる．

①咀嚼システムの全構成要素が存在する．

②すべての上下顎対合歯間に典型的な解剖学的関係が存在する．

③中心咬合位において，すべての臼歯の支持咬頭は辺縁隆線と咬合する．ただし，対合歯の中心窩と咬合する下顎大臼歯の遠心頬側咬頭と上顎大臼歯の遠心舌側咬頭を除く（**図8，9**）．

④歯列は基底骨および顔面頭蓋と調和している．

⑤歯軸に機能的咬合力が作用するよう配列されている．

⑥歯周組織は健康で動揺が認められない．

⑦咬合が安定していて生理的・補償的動き以外の位置移動は認められない．

⑧年齢相応外の歯の摩耗は認められない．

⑨筋肉位が咬頭嵌合位に一致している．頭をまっすぐにさせた状態で下顎を中心咬合位にまっすぐにスピーディーに開閉運動できる．

⑩中心咬合位が中心位と調和している．

⑪前方運動時には臼歯部は離開し，対合する前歯が正しく咬合，機能するのを妨げない．

⑫側方運動時，非作業側の歯は離開し，作業側の歯の正しい咬合，機能を妨げない．

⑬側方運動時，作業側の対合する犬歯あるいは小臼歯が接触する．

⑭適切な安静空隙が存在する．

⑮咀嚼，嚥下，発音，審美性，呼吸のすべての要件が満たされ患者が満足している．

⑯咀嚼筋の持続的緊張活動は，睡眠時には低レベル

CHAPTER 4　検査・診断：実践編② 咬合と顎位の診査

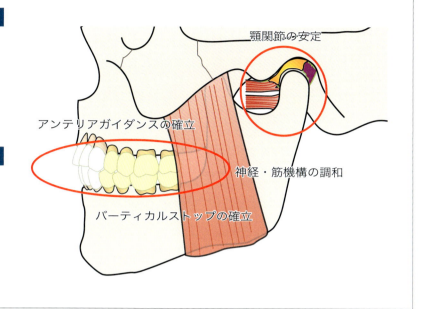

臼歯部離開咬合に必要な環境
- ポステリアガイダンス
- アンテリアガイダンス
- 咬合平面
- 咬合面形態

臼歯部離開に影響されること
- 顎関節への力のコントロール
- 筋組織への力学的影響
- 歯周組織への力のコントロール
- 臼歯部咬合面形態の維持

図7　理想的咬合.

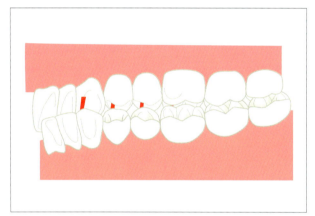

図8　グループファンクションガイダンス（Group Function Guidance）．20～30歳で41％がグループファンクションで，50～60歳になると68％に増加すると報告されている．これはおそらく犬歯の摩耗によるものと考えられる[10].

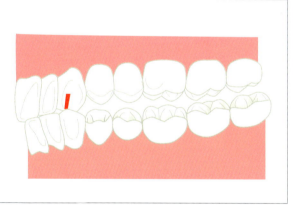

図9　ケイナインガイダンス（Canine Guidance）．犬歯は最長で最大面積の歯根を持ち，偏心運動中に水平方向の力を受けるのにもっとも適している．犬歯のもう一つの利点は感覚入力とその結果としての咀嚼筋への影響である．後部の歯が接触している場合よりも，偏心運動中に犬歯が接触した場合のほうが筋肉活動が低レベルで，顎関節にかかる負担を軽減し，後方歯を離開させながら臼歯部にかかる水平方向の力を軽減する[11, 12]．しかしながら，Panekらによる研究では，約26％だけが両側犬歯誘導だったと報告されている[10].

に抑えられている．
⑰加齢，状況変化に対して自動的な構造，機能適応が行われる．
⑱食事の広範な種類にて面的に咀嚼機能ができる．
⑲咀嚼システムの構成要素に痛みや機能障害が見られない．
⑳咬合や咀嚼システムについて患者は意識していない．

4．生理的咬合の基準[9]

生理的咬合の基準は以下のとおりである．
①咬合が安定している：歯は歯列内で定位置にあり，歯列の連続性を維持するための隣接接触部の摩耗や，咬合接触を維持するための受動的な萌出などの緩慢な補償的生理的動きは妥当である．
②咀嚼機能が患者にとって満足のいくものである．
③発音が患者にとって満足のいくものである．

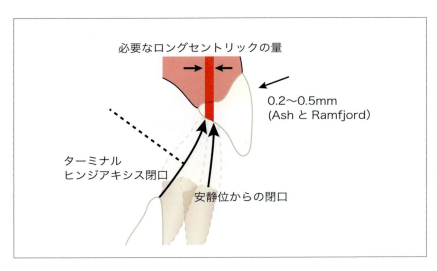

図10 ロングセントリックオクルージョンとポイントセントリックオクルージョン（参考文献13, 14より引用改変）．

④患者にとって審美的な問題がない．
⑤機能的負担にかかわる歯周組織に病的徴候がない．
⑥機能している歯の病的徴候がない．
⑦顎関節や下顎の機能運動にかかわる筋群に病的徴候がない．

5．理想的咬合面形態

患者の口腔内の咬合が1つの咬合論の基準に満たなかったとしても，何の症状もなければ必ずしも治療が必要というわけではない．

咬合には個人差があり，ほとんどの健常者は理想的咬合でなくても生体にとって許容範囲内で順応していることが多い．それが，ストレスや体力の衰退，口腔内環境の悪化などにより許容範囲を超えて病状を訴えた場合は，どのように咬合治療を行うかの目標を立てる必要がある（図7，9，P132）．

6．中心位

咬合補綴治療において，咬合・咀嚼機能回復のため歯列矯正や補綴処置を施し咬合機能回復を行い，個々の患者に最適な口腔環境に導き出すことが重要な目標の一つであることは言うまでもない．そのなかで，下顎位の考え方を十分理解しておく必要がある．

咬頭嵌合位を決める際に重要な基準位になるのが中心位である．この中心位は，歯の接触位置とは無関係の顆頭位であるとされている．当初は下顎最後退位と定義されていたが，現在では下顎窩内で前上方の位置をとるというCelenza[15]の考え方が一般的である．下顎安静位は，上体を起こして安静にしている時の下顎位で，上下の口唇は軽く接していて，上下の歯は接触することなく2～3mmの空隙（安静空隙）がある状態をいう[16]．

7．ポイントセントリックとロングセントリック，ワイドセントリック

中心位と咬頭嵌合位が一致した状態をポイントセントリックオクルージョンといい，中心咬合位と最後退位を一致させた状態で，ロングセントリック（図10）とは，中心位接触と咬頭嵌合位の間での前後的自由度で，垂直顎間距離が変化することなく中心位よりやや前方での咬合を可能にする．すなわち強く噛んだときと安静位から軽く噛んだときとの間に前歯の接触に0.2～0.5mmほど（AshとRamfjord：図10）[14]の自由性がある状態をいう．また補綴装置あるいは咬合調整によって，側方の自由度（ワイドセントリック）を与える場合もある．これは，天然歯列では見られない．ここで注意が必要なのは，ロングセントリックはセントリックからの自由度であって，セントリックに自由度を与えるということではない[17, 18]．

8．ミューチュアリープロテクテッドオクルージョン

肉食動物では犬歯がとくに発達していて，食物と

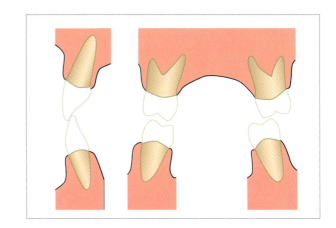

図11 ミューチュアリープロテクテッドオクルージョン(参考文献13より引用改変).

なる草食動物を捕らえ，その肉を引きちぎり食べるときに使われ，ほぼ完全な垂直方向の開閉運動によって咀嚼する．草食動物は著しく発達した咬合面を有した臼歯と退化した犬歯によって，ほとんど側方運動により咀嚼する．ヒトは，進化とともに雑食性の食習慣を獲得したために，これら肉食動物と草食動物の中間的な咀嚼運動を行うことができるようになった．

すなわち前歯で食物を細かく裁断し，臼歯で粉砕，すりつぶし，咀嚼する．そのため，長期に歯と歯列，咀嚼器官を維持するために臼歯ですりつぶす際には，臼歯が側方干渉による異常な側方力回避と顎関節保護のために，前歯が誘導して臼歯部離開が起こる．閉口時で臼歯が咬合接触した際には，前歯に過剰な咬合力がかからないように，前歯に対する咬合力は回避され(アンテリアカップリング)，臼歯が垂直性の咬合力を受け止める(バーティカルストップ)．臼歯は咬合力を支え，下顎位を垂直的に安定させ，前歯の負担を軽減させる．下顎が前方，側方に運動した時には前歯が誘導し，臼歯部にかかる過剰な側方力回避のために臼歯を離開させる．

これら前歯群と臼歯群の役割分担を，歯や歯列を長期間守るための咬合様式，つまりミューチュアリー(相互に)プロテクテッド(防御する)オクルージョン(咬合)〔Mutually Protected Occlusion〕という言葉でナソロジーの創世者であるStallardが提唱した[19](図11)．現在では，犬歯誘導咬合(カスピッドプロテクテッドオクルージョン)とほぼ同じ意味と考えられている．

9．側方運動とアンテリアガイダンス

側方滑走運動は，主としてアンテリアガイダンスである作業側の歯牙路と，ポステリアガイダンスである平衡側顆路によって制御されている(図12)．アンテリアガイダンスは偏心運動中の臼歯離開量をコントロールし，臼歯の早期接触の防止や顎関節機能を健康に維持するために重要な役割を担っている．このアンテリアガイダンスを司る犬歯は，最長で最大面積の歯根を持ち，偏心運動中に水平方向の力を受けるのにもっとも適している．犬歯のもう一つの利点は感覚入力とその結果としての咀嚼筋への影響である．後部の歯が接触している場合よりも，偏心運動中に犬歯が接触した場合のほうが筋肉活動が低レベルで，顎関節にかかる負担を軽減し，後方歯を離開させながら臼歯部にかかる水平方向の力を軽減する[11, 12]．しかしPanekによる研究では，約26%だけが両側犬歯誘導で，実際には20～30歳で41%がグループファンクションで，50～60歳になるとそれが68%に増加すると報告されている[10]が，これはおそらく犬歯の摩耗によるものと考えられる(図8)．

10．ポステリアガイダンス

ポステリアガイダンス(図12)は，顎運動を顎関節の形態学的要因によって規定する要素と定義されていることから[20]，GoAは両側の関節靱帯や関節円板まで含めた顎関節構造によって下顎頭の動きを1つの図形としてポステリアガイダンスによって描かれている．したがって，顎関節に下顎頭および関節円

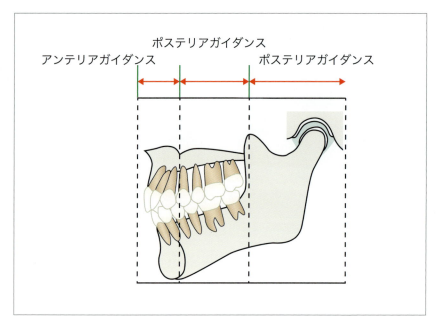

図12 下顎の機能運動時のアンテリアガイダンスとポステリアガイダンス.

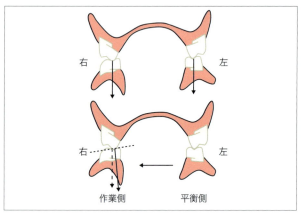

図13 リンガライズドオクルージョン(参考文献13より引用改変).

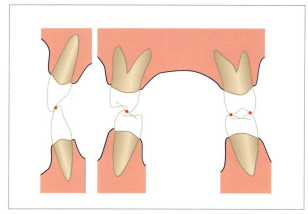

図14 フルバランスドオクルージョン(参考文献13より引用改変).

板の偏位を含む器質的変化があれば，ポステリアガイダンスの障害で，GoAはスムーズに描かれない．つまりGoAでスムーズな線が描かれない場合は，ポステリアガイダンスの器質的機能的障害が疑われる．

11. フルバランスドオクルージョンとリンガライズドオクルージョン

フルバランスドオクルージョンとリンガライズドオクルージョンは総義歯の代表的な咬合様式である．フルバランスドオクルージョンは，Gysi[21]により提唱された両側性平衡咬合で義歯の転覆を防止するのに有効な咬合様式のひとつである．

リンガライズドオクルージョン(図13)は，Pound[22]により提唱され，中心咬合位で上顎臼歯の舌側咬頭のみが下顎臼歯の中心窩に嵌合し，咬合圧が舌側に配分されるように考慮されている．このことにより，無歯顎者でなおかつ，顎堤の吸収や粘膜の菲薄化が大きく進行し，顎機能に異常が認められる場合や顎位の不安定な患者に対して，義歯の安定を獲得しやすいことが大きな利点である．さらに，上下顎歯との接触面積が広く，上下顎歯の接触関係に自由度が少ないフルバランスドオクルージョン(図14)に比べて接触点が少なく，咬頭嵌合位における自由度が大きいために装着後の咬合の変化に対応しやすいことも大きな利点である．

一方で，リンガライズドオクルージョンは上下顎

咬合治療のゴール

① 歯の傾斜や移動および位置の異常に対する矯正治療や，う蝕治療や修復治療などとともに補綴治療によって解剖学的形態を回復すること

② 歯，歯列，顎関節への力学的に調和のとれた環境をつくり，より咀嚼機能の安定を回復すること

③ 咀嚼，嚥下，発音機能を改善し，調和のとれた顎口腔の機能を達成すること

図15 咬合治療のゴール.

咬合治療の目標

① 現在の咬合を維持する

② 現在の咬合を修正する

③ 咬合を再構成する

図16 咬合治療の目標.

の頬側咬頭を離開させ A コンタクトを除去するので，咀嚼能率や患者の噛み心地に大きく影響する[23]. そこで，実際の臨床では，ケースに応じて A コンタクトの接触を少し失わせる程度にとどめておくこともある. このことで，咀嚼能率や噛み心地をある程度改善することができる. さらに義歯の転覆を防ぐだけでなく，中心咬合位へ誘導し，顎位を安定させることで，義歯の安定へと導く. これらのことから，筆者はリンガライズドオクルージョンにおいて両側性平衡咬合を与える（**図12, 13**）ことは臨床において有効であると考えている.

総義歯装着後，咬合関係が大きく変化しているケースにおいて，フルバランスドオクルージョン（**図14**）を与えた上下総義歯の場合では，口腔内での咬合調整は難易度が高いため，チェックバイト採得，リマウント後に，咬合器上で咬合調整を繰り返すほうが効果的である. 一方，リンガライズドオクルージョンを与えた場合では，総義歯の接触点が少なく，

接触関係に自由度があるために，口腔内だけの調整が容易な場合も多い.

12. 咬合治療の目標

実際に咬合治療を行う場合の咬合治療の目標について，述べていきたい.

う蝕の放置，歯周組織環境の悪化，欠損の放置，歯列不正など何らかの原因で咀嚼や顎関節などに問題が生じた場合に咬合治療が必要となる. 咬合治療は，単独歯から歯列全体あるいは上下顎にわたる咬合調整，単独歯の修復からフルマウスリハビリテーションに至る補綴治療，そして MTM から全顎にわたる矯正治療や顎矯正まで多様な治療によって行われる. どのような治療が行われるにしろ，咬合治療のゴールは**図15**のようになる.

そのうえで，咬合治療を行う場合には咬合に関する治療の目標を設定する（**図16**）.

2 中心咬合位における 上下顎対合歯間の咬合接触関係

1 咬頭と窩の関係

中心咬合位における上下顎の咬合接触と咬頭嵌合関係を示す.

1. 咬頭対窩の関係(cusp to fossa)

「cusp to fossa」は，下顎臼歯と上顎臼歯のすべての機能咬頭が相対する同名歯の窩に嵌合する咬合接触関係である. 天然歯列ではほとんど見られないが，インプラント補綴や咬合再構成時の歯冠補綴の際には有利な咬合接触関係であり，1歯対1歯の咬合関係のため，歯軸方向への機能圧伝達に有利であり，歯間部への食片圧入も生じにくい. また，歯周組織保全の点で有利な歯列構成が可能となる.

この咬合再構成にあたって，より有利な cusp to fossa における3点接触(トリポディズム)構成の要点を示す. 臨床で咬頭嵌合位(中心咬合位)を cusp to fossa の咬合接触関係で実際に構成する際に大切なのは，まずイコライザーを的確に付与することである. これにより，顎関節が保護されるとともに，嵌合位の前後的位置付けが明確になる(**図18**).

2. 咬頭対辺縁隆線の関係(cusp to ridge)

「cusp to ridge」は，上顎では近心の，下顎では遠心の辺縁隆線部それぞれ4か所すべてに，相対する同名歯の機能咬頭が嵌合する歯の機能咬頭が嵌合する咬合接触関係である. 永久歯列への交換過程で萌出時期の遅延や萌出位置の転位，歯軸の傾斜がある程度生じても，正常に歯列が完成するうえで有利である. これは，1歯対2歯の咬合接触関係であることと，天然歯における隣接面コンタクト部の豊隆が上下顎歯列の嵌合を正常な状態に収めるのに適しているからである. しかし，この1歯対2歯の咬合接触関係であるために，歯軸方向への機能圧の伝達においては不利で，歯に側方圧が加わりやすく，隣接面コンタクト部の豊隆が強いために，オクルーザルエンブレジャーが大きくなり，食片圧入が生じやすく，歯周組織保護の点では不利である(**図17**).

1) 適正なガイドが存在するケース
①作業側犬歯を含む前後の歯に咬合接触がある.
②咬合接触する歯の歯周組織が健康である.
③非作業側臼歯に咬合接触があるが，同時に作業側ガイドの咬合接触も存在している.

2) 適正なガイドが存在しないケース
①作業側犬歯を含む前後の歯に咬合接触がない.
②作業側犬歯を含む前後の歯に咬合接触が存在しても，その歯に失活歯で破折のリスクが高かったり，動揺や歯周組織の慢性炎症がみられる.
③非作業側咬合障害が存在し，作業側歯列に咬合接触が存在しない.
④作業側の咬合接触が大臼歯のみにしかない.

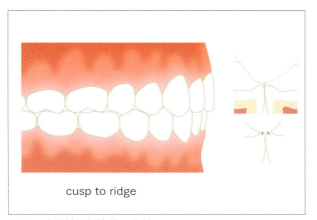

図17 咬頭対辺縁隆線の関係.

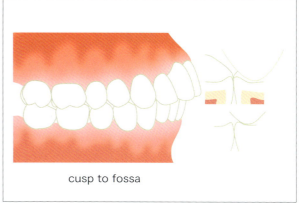

図18 cusp to fossa は，下顎臼歯と上顎臼歯のすべての機能咬頭が相対する同名歯の窩に嵌合する咬合接触関係である．天然歯列ではほとんど見られないが，咬合再構成時の歯冠補綴の際には有利な咬合接触関係であり，1歯対1歯の咬合関係のため，歯軸方向への機能圧伝達に有利であり，歯間部への食片圧入も生じにくい．また，歯周組織保全の点で有利な歯列構成が可能となる．

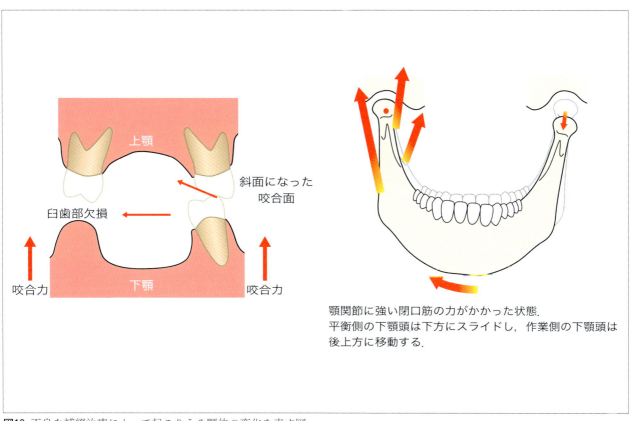

図19 不良な補綴治療によって起こりうる顎位の変化を表す図．

3．咬頭嵌合位での近遠心的安定

　顎関節，筋，咬合の三次元的な調和のなかで，咬頭嵌合位における近遠心的，頰舌的顎位の安定を獲得するための咬合接触はとても重要な要素を担っている．中心咬合位において上下顎歯が適正に咬合していない場合や，これらの接触点が少なくなってきたり，失われていたりすると顎位は不安定になり，わずかなきっかけで，顎位の変位，それによる顎関節障害，上顎前歯の突き上げなどを招く可能性が出

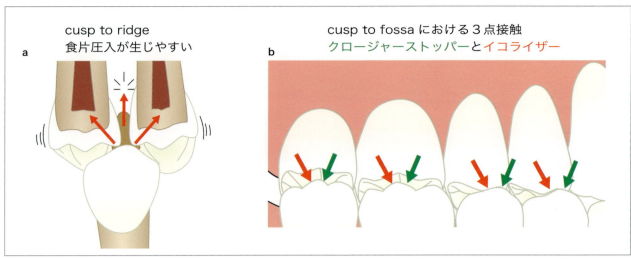

図20　a：cusp to ridge の不利な点．b：cusp to fossa における3点接触．クロージャーストッパーとイコライザー．

てくる（図19）．

　この顎位を安定させるための重要な近遠心的接触点として，クロージャーストッパーとイコライザーがある．クロージャーストッパー（閉止点）とイコライザー（平衡点）がバランスよく対合すれば，上下顎臼歯は近遠心的な安定が得られる（図20）．また上下顎歯における頬舌的な安定は，ABC コンタクトが担っていて，これらが均等に接触すれば頬舌的な安定を獲得できる．

　理想的な咬合は，上下顎歯が咬頭嵌合しているとき，顆頭は中心位に位置づけられていて（中心位咬合），これらの要素が，必要な条件を満たしている．

　これらの接触関係を理解したうえで，以下の項目に留意しておく必要がある．
①軽く咬合接触した状態で，両側均等に臼歯接触がある．
②強く噛み締めた状態で，両側のすべての臼歯に均等に接触している．
③強く噛み締めても下顎位が移動しない．

　この接触関係も，咬合面の咬耗，隣接面の摩耗により，歯が生理的に近心移動する．咬合接触点の数も経時的に減少し，咬合接触面積の増加にともなって，歯の咬合力負担も大きくなる．

POINT　不用意な咬合調整は下顎位の変位を招くこともある

　実際の臨床現場で補綴治療では，補綴装置に隣在歯と調和した理想的な咬合接触点，咬合接触面積，咬合接触関係を設定しても，印象採得，咬合採得，咬合器装着後に補綴装置製作過程を経て口腔内で咬合調整を行う必要がある．その際，咬頭嵌合位において補綴装置の各咬頭に咬合接触を求めることは，必ずしも容易ではない．一般的には，補綴装置の咬合調整時に，咬合接触部位は咬頭の斜面あるいは辺縁隆線部に見られ，不安定な咬合接触関係にある歯列において，不用意咬合調整が下顎位の変位を招くおそれもある．

2　咬合平面と調節彎曲

1．スピーの彎曲とウィルソン彎曲

　スピーの彎曲[24]は下顎犬歯の尖頭から，小臼歯および大臼歯の頬側咬頭頂，さらに下顎頭の前方領域を矢状方向に結ぶ仮想の線である．

　調節彎曲という概念は，上下顎歯列の等距離性に由来する．下顎が前方および後退運動するとき，上下顎歯列の咬合面はスピーの彎曲によりほぼ等距離に保たれる．この前後的調節彎曲は，下顎前方運動時に下顎頭と関節円板が彎曲する関節隆起に沿って前方・下方に移動するために必要な彎曲である．つまり，偏心・運動時の過剰な臼歯離開をスピーの彎曲によって緩和しているものと考えられる．

　ウィルソン彎曲[25]は左右の臼歯の頬舌咬頭を連ねた側方彎曲で上下顎に存在する．上顎第一小臼歯部で上方に凸であり，第二小臼歯は直線的，第一大臼歯と第二大臼歯は下方に凸になる彎曲である．スピーの彎曲とウィルソンの彎曲は臼歯部に存在する咬合彎曲で，それぞれ彎曲が強くなるに従い離開しにくくなる（図21）．

2．［症例2］：スプリント治療と咬合高径の挙上を行った症例（図22〜30）

　患者：63歳，女性．硬いものを噛むと顎が痛くなるとのことであった．スプリント治療により，咀嚼筋群の過緊張を解き，顎関節症状が緩和したタイミングで，ゴシックアーチを利用し咬合採得を行った．ゴシックアーチ描記装置は，下顎の限界運動を記録できる装置で，現在でも水平的顎位の決定法の一つとして有効であると考えている．タッピングポイントに左右のズレがなくApexともほぼ一致していたので，現在の咬合高径から少しバイトアップした適正と思われる咬合高径を決めたうえで咬合採得を行った．咬合器上でワックスアップを行い，それをもとにプロビジョナルレストレーションを製作し，口腔内に装着し，症状の改善と顎位の安定を確認したうえで，最終補綴装置製作に移行した．

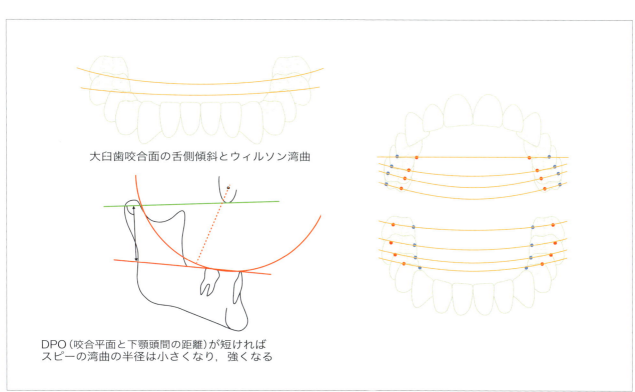

図21　ウィルソン彎曲とスピーの彎曲．

症例2 スプリント治療と咬合高径の挙上を行った症例

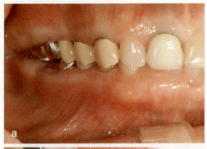
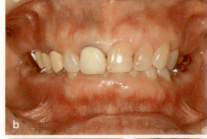
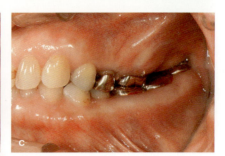
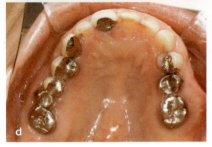
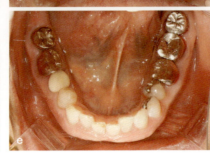

図22a〜e 初診時の口腔内写真．下顎臼歯部の舌側傾斜と下顎歯列が上顎歯列内に窮屈に入り込んで，咬合高径も低くなっているように見える．

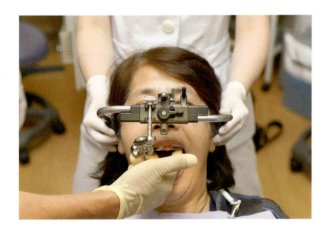

図23 ヒンジアキシスに対する上顎歯列の正確な位置関係を再現するために，フェイスボウを利用した．

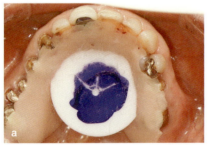
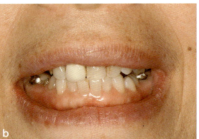
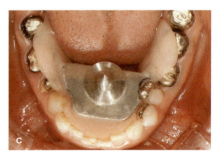

図24a〜c ゴシックアーチの口腔内装着時．

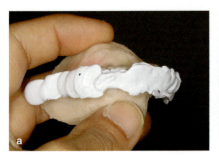
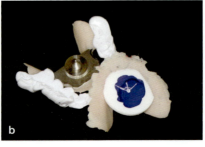

図25a, b ゴシックアーチのフラットテーブルに描記されたものを見ると，タッピングポイントに左右のズレがなくApexともほぼ一致している．

CHAPTER 4　検査・診断：実践編②　咬合と顎位の診査

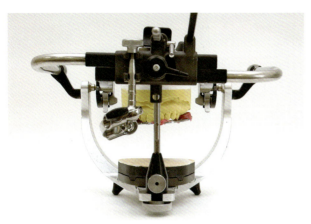

図26　上顎の模型を咬合器に付着した状態．

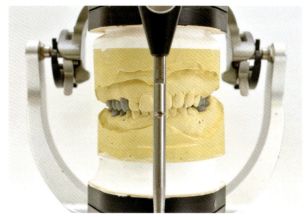

図27　咬合器上でワックスアップを行った．

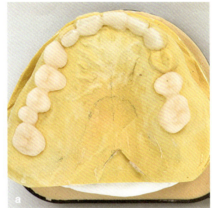

図28a, b　咬合器上で行ったワックスアップを即時重合レジンに置き換えた．

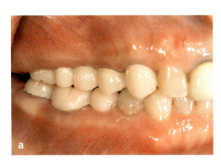
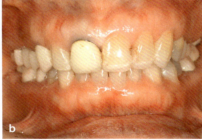
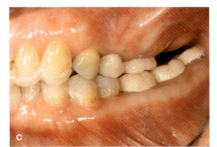
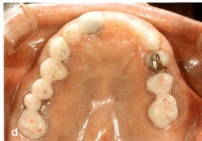
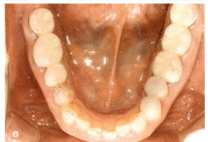

図29a〜e　口腔内に装着されたプロビジョナルレストレーション．

137

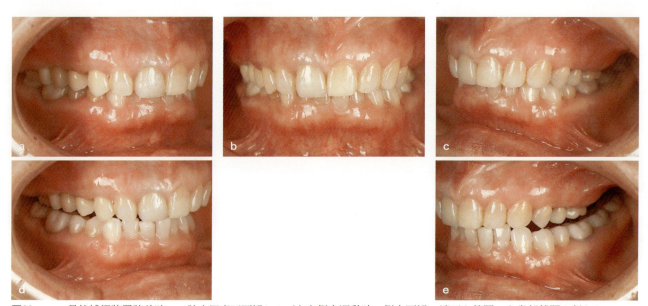

図30a〜e 最終補綴装置装着時の口腔内写真正面観および左右側方運動時の側方面観．適正な範囲で臼歯部離開が行われている．

> ### ◀ POINT　咬合器上での咬合高径の変更には，フェイスボウが必要
>
> 　咬合器上で咬合高径を変える際には，患者の頭蓋と顎関節に対する上顎歯列の位置関係を咬合器上に再現する必要があるため，必ずフェイスボウを用いたフェイスボウトランスファーが必要になる．また，調節湾曲の設定は，咬合面（窩や辺縁隆線）の位置を設定できる調整湾曲を分析・設定するための分析板などを使用すると簡便にできる．

> **本症例のまとめ**
>
> 　患者の主訴は，「硬いものを噛むと顎が痛くなる」，「せんべいなどを食べると歯ぐきが痛い」，「奥歯がいつも脱離する」とのことで，口腔内写真からも強い咬合力がかかっている疑い（臼歯部頬側に見られる厚い歯槽骨とメタルクラウンの咬合面の摩耗）と臼歯部の短い歯冠長，深い前歯部被蓋から咬合高径の低下も疑われた．咬合高径を設定するにあたり，Willisの顔面計測法（**図37**）を参考に決定したが，咬合高径は患者個々で異なり，本来の咬合高径を失った患者に対して，何を基準にすれば正解かという明確な答はないのが現状である．そのため，複数の方法を参考にし，プロビジョナルレストレーションなどで十分に診査したうえで咬合高径を決定すべきであろう．

3 安定した顎位と理想的顎位

1 咬合は変わる，歯は動く，歯は近心舌側傾斜していく

　生体は環境の変化にともない，恒常性を保つために組織のリモデリングを行うことによって機能的に適応していく．機能的にも審美的にも健康で快適な口腔内環境は，歯や歯周組織のみではなく，咀嚼にかかわるすべての組織，つまり口唇，頰粘膜，舌，TMJ，筋肉，神経，骨，などが調和をもって健全に機能している．その結果，機能的・審美的に調和のとれた顎顔面骨格が形成される．この咀嚼系のある部分に何らかの異常が起こると，歯周組織を含む顎口腔組織の形態変化や機能異常につながっていく．口腔内の咀嚼システムにかかわる組織も生体内のすべての組織同様，加齢変化や疾病，外傷などによる物理的変化に対して生物学的平衡を保つために生理的変化が起こる（**図31**）．

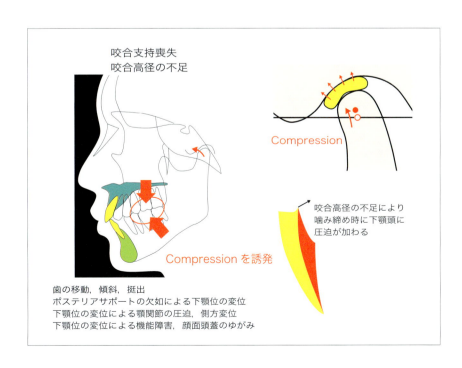

図31　咬合支持の喪失による悪影響．

2　歯列弓と咬合高径と咀嚼器官の関係

1．Angle I 級，II 級，III 級の臼歯部咬合接触と咬合関係

米国の Angle[26]は，上顎第一大臼歯の近心頬側咬頭を基準として，咬頭嵌合位における上下顎の近遠心的関係により不正咬合を分類した．

① **Angle I 級**：上顎第一大臼歯の近心頬側咬頭が，咬頭嵌合時に下顎第一大臼歯の頬側溝に位置する．下顎が上顎に対し，小臼歯の 1 / 2 幅だけ近心に位置する．天然歯列における Angle I 級は，たとえば過蓋咬合や歯の位置異常，捻転などをともなうこともある（I 級症候群）（**図32**）．

② **Angle II 級**：下顎歯列弓が小臼歯の幅の 1 / 2 だけ遠心に偏位している．1 歯対 2 歯の関係は存在しない．大きく下顎が後退した Angle II 級の場合は，小臼歯の幅だけ遠心に位置する．Angle II 級はさらに 1 類と 2 類に分類される（**図33**）．

・**Angle II 級 1 類**（Class II/Division 1）：上顎歯列弓が狭窄し，上顎切歯は唇側傾斜し，下顎が両側とも遠心に咬合する．

・**Angle II 級 2 類**（Class II/Division 2）：下顎両側が遠心に咬合する．上顎歯列弓に狭窄はみられず，上顎切歯が口蓋側に傾斜する．

③ **Angle III 級**：下顎が小臼歯 1 歯分あるいはそれ以上，両側とも近心に咬合する（**図34**）．

この分類は，第一大臼歯が不動である前提で，その対合関係で分類したものである．

一般的に Angle II 級のケースでは高口蓋で歯列弓は狭く（V 字型アーチ），側方ガイダンスは急傾斜の傾向があり，III 級では口蓋は浅く歯列弓は大きく広がって側方ガイダンスはそのぶん，緩傾斜とされている[27, 28]．

一般に Angle II 級や III 級のケースに比較し，I 級関係のケースのほうが，より理想的な歯の形態や咬合機能回復に導きやすいが，実際の臨床では，すべてが I 級関係のケースに当てはまるわけではな

い．正常咬合と不正咬合の咀嚼機能を比較した場合，Angle 分類で Angle III 級だけが咀嚼能率が明らかに減じているとの報告もある[29]．

いずれにしても咬合治療の目標は，前述したように咬合位が変化せずに長期的に安定し，患者自身が快適で，かつ十分に満足できるものであることである．

2．上顎前突について

上顎前突は，新歯学大辞典[30]において「上下顎前歯切縁の水平的被蓋距離すなわちオーバージェットが正常より大きい咬合異常の総称．この中には種々の不正状態が含まれており，多くの人が分類を試みている」と記されている（**図35**）．

さらに「Angle の不正咬合分類法においては，II 級 1 類および 2 類にこれを含めており，正常な上顎歯列弓に対して下顎歯列弓が遠心に咬合するものとしているが，I 級でも上顎前歯の唇側転位のあるものや，下顎前歯の舌側転位のあるものもこれに含まれる」としている[30]．また，「下顎歯列弓が上顎歯列弓に対し遠心，あるいは後方の位置関係にあるものを言い，それが第一大臼歯の対向関係に現れている．とくに II 級 1 類はオーバーバイト，オーバージェットが大きい I 級と異なり，舌，オトガイ筋，頬筋などの異常筋機能，代償性筋活動をともなうため，第一大臼歯の近遠心関係，および上下顎基底の前後関係，組織系すべての相互関係の診査をすることが必要である」と記すものもある[31]．

3．歯列と咬合関係

咬合補綴治療では，個々の顎顔面骨格や顎関節の形態と機能をはじめとして，咬合平面，歯列および歯の形態を把握したうえで個々の咬合治療計画を立案することが必要となる．

歯列の水平的位置は対合歯列，頬，口唇，舌により決定される．欠損補綴において，欠損部歯槽骨の吸収や咬合支持の喪失による咬合高径の低下などに

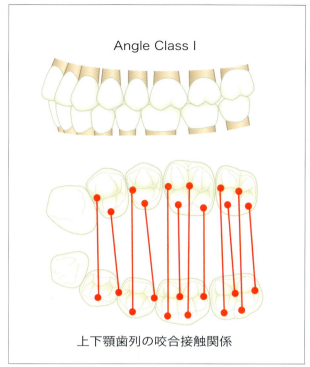

図32 上顎第一大臼歯の近心舌側咬頭（支持咬頭）は、下顎第一大臼歯の中央窩（セントリックストップ）と接触し、下顎第一大臼歯の近心頬側咬頭は、上顎第一大臼歯の近心辺縁隆線または上顎第二小臼歯の遠心窩と接触する。下顎第一大臼歯の遠心頬側咬頭は、上顎第一大臼歯の中心窩に接触する。

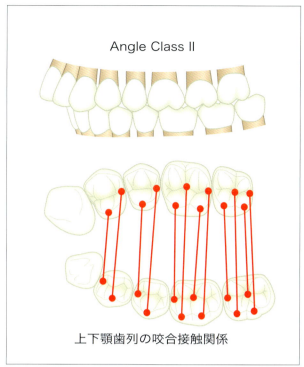

図33 Ⅱ級関係の場合は、Ⅰ級関係から半咬頭程度ずれて、下顎第一大臼歯の近心頬側咬頭は、上顎第一大臼歯の中心窩に接触している場合が多いが、それより下顎が後退しているケースでは遠心部に接触している場合もある。

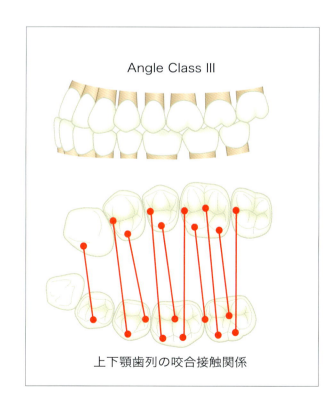

図34 Ⅲ級関係の場合は、下顎第一大臼歯の近心頬側咬頭は、上顎第一小臼歯の近心辺縁隆線か近心の部位に接触している。

よってそのまま補綴処置を行うと舌房が狭くなりやすい。このバランスが崩れると、望ましくない歯牙移動による歯周組織の破壊や、インプラント補綴ではインプラント頸部の骨吸収などを引き起こすこととなる。下顎歯列を考えると、歯の舌側面の形態は咀嚼効率と発音に大きな影響を及ぼす。咬合面形態

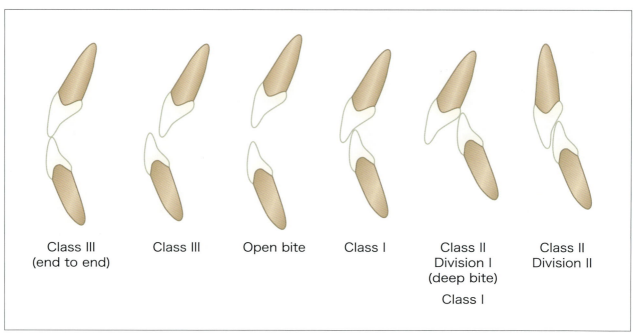

図35 Angle の分類と上下顎前歯の関係（参考文献32より引用改変）．

下顎位の定義

中心位（Centric Relation）または顆頭安定位
- 下顎顆頭が下顎窩内の適正位置またはもっとも安定した位置の上顎と下顎の位置関係をいう

中心咬合位
- 下顎頭と下顎窩の位置関係や円板に関係なく，歯の最大咬合接触時における上下顎の位置関係

下顎安静位
- 咀嚼筋や靭帯がもっともリラックスした状態で上下口唇が軽く接したときの顎位

図36 下顎位の定義．安定性，再現性のある下顎位を考える際に必要な下顎位の概念に「中心位，下顎安静位，中心咬合位，咬頭嵌合位」が挙げられる．中心位と咬頭嵌合位は多くの場合一致しないと言われているが，一致している場合の顎位が中心咬合位である．補綴治療を行う際には，最終的な顎位決定要素としてもっとも有効な治療上の顎位と考えられている．つまり，咀嚼筋と頸部筋が弛緩しリラックスした状態の安静位からゆっくりと閉口していく位置が，閉口路終末位に行く際に下顎が歯に影響されずに咬頭嵌合位にたどり着くのが理想咬合である．そして，中心咬合位は下顎頭および関節円板複合体が頭蓋に対して生理的運動範囲内にあって，下顎頭にとって機能的に安定した適正位であることが望ましい．

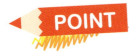 **POINT** 舌房を小さくしないように注意する

　歯列弓の大きさ，形と咬合高径は，舌房の大きさに大きく関係する．経時的に，臼歯部は近心舌側傾斜しやすく，歯の咬耗，摩耗とともに，咬合高径は低くなっていきやすい．患者にとって舌房が小さく圧迫されるとさまざまな不定愁訴へと繋がりやすい．嘔吐反射の強い患者に対する上顎総義歯製作においても，歯列を広げて舌房を広くするだけでこれが改善する場合もある．

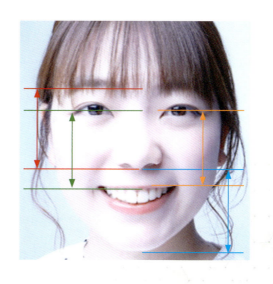

咬合高径

Wills 法
- 瞳孔か口裂までの垂直距離と鼻下点からオトガイまでの垂直距離が等しい

MaGee 法
- 眉間正中点から鼻下点までの垂直距離
- 瞳孔から口裂までの垂直距離
- 口裂線の湾曲に一致した左右口角間距離
のいずれも，または2つが等しければ，
その値＝鼻下点からオトガイ底までの垂直距離

図37 咬合再構成が必要と思われる欠損補綴や低位咬合補綴治療などでは，患者にとって快適な咬合高径の決定後，その変更をともなう治療が必要な場合が多い．下顎安静位は，咬合高径を診断する際の重要な位置とされるが，実際の臨床では，Wills 法[33] や MaGee 法[34] など顔の形態や，審美性や生理的，機能的な安定が確保されているかどうかなど，術者が経験に基づいて総合的に判断しているのが実情であろう（参考文献35より引用改変）．

に関しては，咬頭傾斜角は大きいほうが咀嚼効率が上がるが，大きすぎると偏心運動時に干渉を起こしやすくなり，過剰な側方力がかかってきやすくなる．オクルーザルテーブルが小さすぎると咀嚼効率が下がる．臼歯部においては，オクルーザルテーブルの高さは舌が食物を咬合面にスムースに運ぶ過程において重要な意味をもつ．低すぎると舌を噛みやすくなり，高すぎると快適な咀嚼が難しくなる．アーチが狭くなると舌に圧痕が生じたり，前歯部の歯牙移動を招く要因となる．顎骨の萎縮が著しい場合には，舌房を狭くしないように補綴設計を意識する必要がある（図36）．上下顎歯列の顎間距離を決定する咬合高径は，一般的にある程度の許容範囲をもつと言われているが，審美的な要素が大きなウエイトを示す場合が多い（図37）．

4．顎口腔機能に悪影響を及ぼす状態

①咬合高径の低下（図37）
②下顎位の後退（図36）
③歯列の狭窄
④上顎歯列が下顎歯列を窮屈に包み込む咬合
⑤臼歯部の咬頭傾斜がフラットで咀嚼効率が低い
⑥適切なアンテリアガイダンスが確保されていない

Dr. 田中秀樹の目

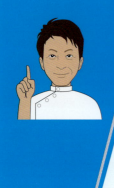

咬合というと，掴みところがなく，曖昧な感じで何が正しいかわからないというイメージがある．補綴装置製作も歯科技工士まかせにしてしまう歯科医師も多い．この掴みにくい概念と臨床をつなげていくことが重要である．臨床を行っていくなかで咬合を理解し臨床に生かすことは，患者にとっても福音となるであろう．ここで挙げた治療咬合は理想咬合や生理的咬合とは違い，歯科医師と歯科技工士が顎口腔系の機能回復や健康維持をするために作る咬合である．

治療咬合を構築していくうえでの咬合治療は，咬合調整，補綴治療，矯正治療，およびこれらのコンビネーションのいずれかを選択して，構築された治療咬合が時間の経過とともに生理的に安定した状態を維持することである．そして，その下顎位を長期に維持安定させるためには，生理的に安定した状態で，しっかりとした臼歯部支持が非常に重要となる．そして，その咬合接触を長期に維持するためには，アンテリアガイダンスによる臼歯部離開咬合の確立が不可欠となる．

参考文献

1. Baldini A, Beraldi A, Nota A, Danelon F, Ballanti F, Longoni S. Gnathological postural treatment in a professional basketball player：a case report and an overview of the role of dental occlusion on performance. Ann Stomato 2012；3(2)：51-58.
2. Westersund CD, Scholten J, Turner RJ. Relationship between craniocervical orientation and center of force of occlusion in adults. Cranio 2017；35(5)：283-289.
3. Perinetti G, Primozic J, Manfredini D, Di Lenarda R, Contardo L. The diagnostic potential of static body-sway recording in orthodontics: a systematic review. Eur J Orthod 2013；35(5)：696-705.
4. Nakamura K, Minami I, Wada J, Ikawa Y, Wakabayashi N. Head position affects the direction of occlusal force during tapping movement. J Oral Rehabil 2018；45(5)：363-370.
5. Sjögren U, Hagglund B, Sundqvist G, Wing K. Factors affecting the long-term results of endodontic treatment. J Endod 1990；16(10)：498-504.
6. 髙見沢 忠．健常永久歯の相対咬合力および個歯咬合力に関する研究．補綴誌 1965；9(2)：217-236.
7. 小林義典．咬合・咀嚼が創る健康長寿．補綴誌 2011；3(3)：189-219.
8. 窪田金次郎．解剖学入門 - 咀嚼システム解明への道．東京：日本歯科評論社，1988；3-65.
9. Mohl ND, Zarb GA, Carlsson GE, Rugh JD(著)．藍 稔(監訳)．テキストブックオクルージョン．東京：クインテッセンス出版，1993.
10. Panek H, Matthews-Brzozowska T, Nowakowska D, Panek B, Bielicki G, Makacewicz S, Mankiewicz M. Dynamic occlusions in natural permanent dentition. Quintessence Int 2008；39(4)：337-342.
11. Wheeler RC. Dental anatomy, physiology, and occlusion. 5 th ed. Philadelphia：WB Saunders, 1974.
12. Williamson EH, Lundquist DO. Anterior guidance: its effect on electromyographic activity of the temporal and masseter muscles. J Prosthet Dent 1983；49(6)：816-823.
13. 保母須弥也(編)．髙山寿夫，羽多野泰夫(執筆)．新編 咬合学事典．東京：クインテッセンス出版，1998.
14. Ash MM. Ramfjord S. Occlusion. 4 th ed. Philadelphia：WB Saunders, 1995.
15. Celenza FV. The centric position: replacement and character. J Prosthet Dent 1973；30(4 Pt 2)：591-598.
16. 公益社団法人日本口腔インプラント学会(編)．口腔インプラント学学術用語集 第3版．東京：医歯薬出版，2014.
17. Dawson PE. Optimum TMJ condyle position in clinical practice. Int J Periodontics Restorative Dent 1985；5(3)：10-31.
18. Dawson PE. Functional Occlusion From TMJ to Smile Design. St Louis：Mosby, 2007.
19. Stallard H, Sturt CE. Eliminating tooth guidance in natural dentitions. J Prosthet Dent 1961；11(3)：474-479.
20. 日本補綴歯科学会(編)．歯科補綴学専門用語集 第2版．東京：医歯薬出版，2004；84.
21. Gysi A. Practical application of research results in denture construction. J Am Dent Assoc 1929；16(2)：199-223.
22. Pound E. Utilizing speech to simplify a personalized denture service. J Prosthet Dent 1970；24(6)：586-600.
23. 小出 馨．誌上ディベイト フルバランスドオクルージョンかリンガライズドオクルージョンか 咀嚼機能からみた選択．補綴誌 2004；48：681-690.
24. Spee FG. Die verschiebungsbahn des unterkiefers am schädel arch. Arch Anat Physiol 1890；16：285-294.
25. Wilson GH. A manual of dental prosthetics. Philadelphia and New York：Lea & Febiger, 1911.
26. Angle EH. Classification of malocclusion. Dental cosmos 1899；41：248-264.
27. Precious D, Delaire J. Balanced facial growth: a schematic interpretation. Oral Surg Oral Med Oral Pathol 1987；63(6)：637-644.
28. 佐藤貞雄．不正咬合治療へのアプローチ．大阪：東京臨床出版，1991：19-22.
29. Proff P. Malocclusion, mastication and the gastrointestinal system: a review. J Orofac Orthop 2010；71(2)：96-107.
30. 石川梧朗．新歯学大辞典．京都：永末書店，1969.
31. Graber TM. Orthodontics, principles and practices. 3 rd ed. Philadelphia：WB Saunders, 1972；234-246.
32. 公益社団法人日本矯正歯科学会(編)．矯正歯科診療のガイドライン 上顎前突編．第2版．日本矯正歯科学会より2014年3月31日公表.
33. Willis FM. Esthetics of full denture construction. J Am Dent Assoc 1930；17(4)：636-642.
34. McGEE GF. Use of facial measurements in determining vertical dimension. J Am Dent Assoc 1947；35(5)：342-350.
35. 社団法人日本補綴歯科学会(編)．有床義歯補綴診療のガイドライン(2009改訂版)．日本補綴歯科学会，2009.

CHAPTER

5

天然歯のパフォーマンスを知れば臨床は変わる

1 天然歯のパフォーマンス

1 患者のライフステージとコンセプトのある天然歯の保存と補綴設計が重要

　超高齢社会における現在，欠損補綴治療の選択肢として，患者の経済的問題や全身的な健康状態が許せばインプラント治療が最善である，という風潮が強くみられるようになってきた．一方で，長引く不況やインプラント治療に対する一部の社会的なバッシングなどから，インプラント治療に対する環境はより厳しいものになっている．これを加えて，最近多くみられるようになってきたインプラント周囲炎，その他のインプラント偶発症なども追い討ちをかけ，インプラント全盛時代も過去のものともいえる．そのようななか再び，歯周疾患における再生治療やマイクロスコープを使用した歯内治療など，天然歯の保存治療に臨床家の目が向かっていると思うのは筆者だけではないだろう．

　欠損補綴においてインプラント治療を選択した場合，当然のことながら欠損歯数が増えるたびに植立したインプラントと残存歯の咬合負担能力を加味して再度，補綴設計をしていかなくてはならない．たとえばインプラント補綴の隣在歯が欠損となった場合は，追加のインプラント植立するのか，もしくはそのインプラントを利用して補綴を行うのか，どちらかの選択になる（**図1**）．

　このように，欠損補綴における再度の治療介入はつねに念頭に置かなければならない．そのため，残存天然歯のもつパフォーマンス（以下に定義）をもとに，患者の加齢現象を考慮したコンセプトのある補綴設計を立案することが重要と考える．

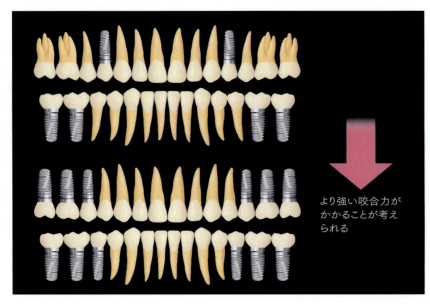

図1　上図：インプラント補綴の対合歯が天然歯の場合，咬合力のコントロールが得られやすい．その反面，対合歯のTooth Performanceに対する配慮が必要になる．下図：咬合支持を司る臼歯部が上下顎ともにインプラント補綴の場合，咬合力のコントロールが難しく，過大な咬合力がかかるようになる可能性がある．そのため，隣在歯のTooth Performanceが低い場合，とくに配慮が必要になる．

CHAPTER 5 天然歯のパフォーマンスを知れば臨床は変わる

2 天然歯のパフォーマンス（Tooth Performance）とは

天然歯のパフォーマンスとは，残存歯がもっている一口腔内での臨床的環境における個々の負担能力を表す．残存天然歯が，将来の歯根破折などのリスクとともに，どれくらいの咬合力を負担できるかを診断することが，補綴設計を行うにあたって重要な要因の一つになる[1, 2]．患者の年齢や経済的背景などから，再度治療介入が必要になる時期，その際の予想される補綴治療方法，またそれまでにメインテナンスに費やせる時間と費用なども加味しながら，残存天然歯に対して配慮する必要がある（**図2**）．

欠損補綴の選択肢の一つとして当たり前のようにインプラント治療が行われるようになった現在，年齢とともに変化していく口腔内環境のなかで，残存天然歯とインプラントが調和をとったうえで，変化に合わせた補綴的対応を患者の負担が少ないかたちで行うことが求められるようになってきた．

そのようななか，残存天然歯がどのくらいの力学的，時間的耐久性を備えているかを評価することが重要になる．そこで，これらを総評して「天然歯のパフォーマンス」と定義づけし，インプラント治療と補綴診断の参考にしていきたい（**図3**）．

	単独補綴 →	補綴的連結
より大きな Tooth Performance が求められる場合	大	小
歯周疾患のコントロールができるかどうか	不十分	十分
咬合力	小	大
審美性に対する期待度	高い	低い
バランスのよい咬合力の分散	難しい	容易
歯を残すことに対する価値観	小	大
メインテナンス時での注意点	少ない	多い
再治療時期の費用	最小限	大きい

図2 補綴設計を行うにあたって，単独補綴する場合と補綴的連結を行う場合の比較.

Tooth Performance の分類

①支台歯の歯冠長における分類（CAF：Crown or Abutment Factor）

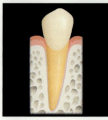 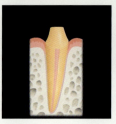 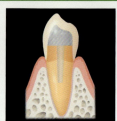 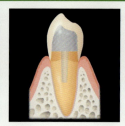 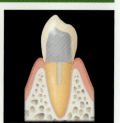

Class 0：生活歯　　Class 1：歯冠がほとんど残っている　　Class 2：歯質の厚さが 1 mm 以上でフェルールが 3 mm 以上　　Class 3：歯質の厚さが 1 mm 以上でフェルールが1.5〜3 mm　　Class 4：歯質の厚さが 1 mm 以上でフェルールが1.5mm 未満

②歯根の要因（RF：Root Factor）：歯根幅に対する根管孔の直径の比

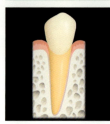 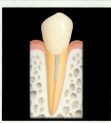 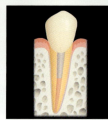 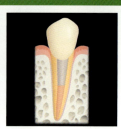

Class 0：生活歯　　Class 1：根管幅が歯根幅の 1/3 以下　　Class 2：根管幅が歯根幅の 1/3　　Class 3：根管幅が歯根幅の 1/3 以上

③歯根長（CRr：Crown Root ratio）

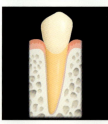 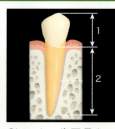 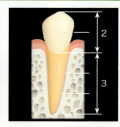 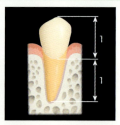

Class 0：生活歯．周囲の歯槽骨に吸収がみられない．　　Class 1：歯冠長との比が 1：2 以上　　Class 2：歯冠長との比が 2：3　　Class 3：歯冠長との比が 1：1 以下

④歯の質（RQ：Root Quality）

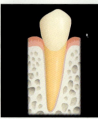 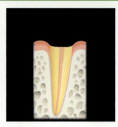 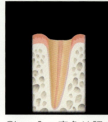 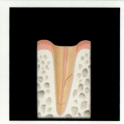

Class 0：生活歯　　Class 1：著しい変色もマイクロクラックも認められない　　Class 2：変色は認められるがマイクロクラックは認められない　　Class 3：変色とマイクロクラックも認められる

図 3 a　Tooth Performance の分類．筆者が提案したい歯根長比の問題，歯槽骨内の歯根表面積，歯根形態の問題，歯種を考慮した「天然歯のパフォーマンス」をはかる分類．

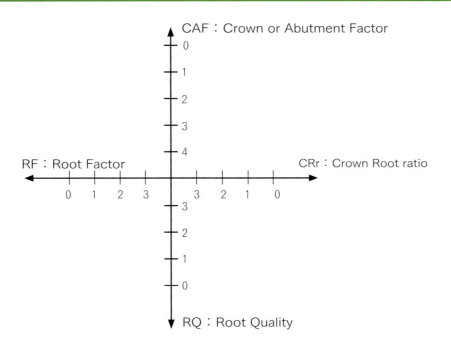

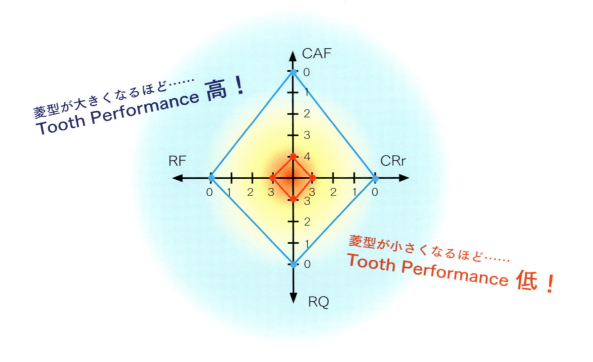

図 3 b　Tooth Performance の評価．CAF，RF，CRr，RQ において，Class 分けされたものをこのグラフに転記して評価する．グラフの菱型が大きくなるほど，Tooth Performance は高いということになる．

3 天然歯のパフォーマンスを考慮することでインプラント補綴はどう変わるか

1. 歯根膜の特性を活かす

　天然歯はコラーゲン線維に富む歯根膜という結合組織によって歯槽骨内に固定されている．したがって，歯に加わった咬合力は骨に直接伝わらずに歯根膜組織により緩衝されて骨に伝わる．さらに，神経の終末が分布した歯根膜組織によって，歯に加わった力を知覚として識別することができる．このことで外傷性の咬合力を回避しているのである．欠損補綴にインプラント補綴を選択した場合，天然歯に認められる歯根膜による咬合力をコントロールする歯根膜組織がインプラントにはない[3]．

　すべて天然歯により咬合力を担っているケースでは，意識下でそれぞれの歯の歯根膜が力を感知し，歯にかかる力の強さをコントロールすることができ（睡眠下でのブラキシズムではそれができないことが問題なのであるが），それぞれの歯に適した力の分散がはかられている[4]．

2. ［症例1］：天然歯質の保存にもっとも効果的なインプラント補綴症例（図4〜8）

　両隣在歯が生活歯である場合の欠損補綴ケースでは，インプラント補綴は最大の効果を発揮できる．さらに両隣在歯の歯周組織が健全な状態であれば，インプラント周囲の硬組織，および軟組織も，両隣在天然歯の歯根膜，および歯周靭帯に引っ張られて良好な結果を獲得することができる．ただし，適切

症例1 天然歯質の保存にもっとも効果的なインプラント補綴症例

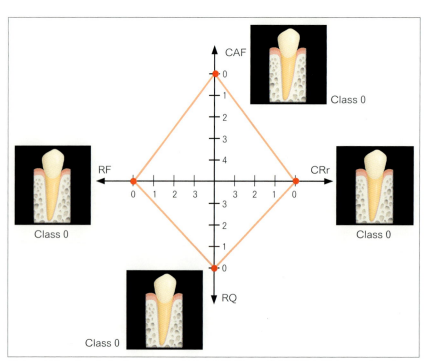

図4　1|2 の Tooth Performance．1|1 は有髄歯で，歯周組織も健全でアタッチメントロスもない歯の場合は，すべての項目においてもっとも良い条件を満たしている．

CHAPTER 5　天然歯のパフォーマンスを知れば臨床は変わる

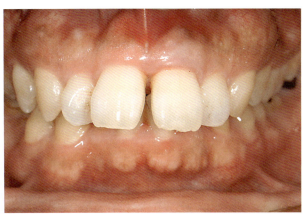

図5　初診時，|1の歯根破折が原因と思われる歯根部の発赤と|1の唇側傾斜が認められた．咬合関係はAngle II 級1類であった．

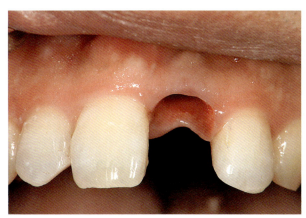

図6　|1の部位にインプラントを埋入．プロビジョナルレストレーションを外した状態．

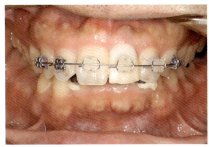

図7　上下前歯部に矯正治療を行った．

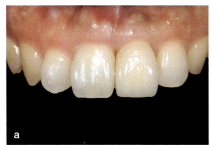
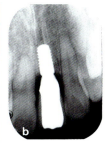

図8 a, b　最終補綴装置装着後1年．

POINT　1歯欠損で両隣在歯が未処置歯の場合はインプラントが有効

20〜40歳代くらいまでのステージでは，天然歯の積極的な保存が主目的になる．このケースのように不慮の事故などで歯を失った場合で，両隣在歯が健全な状態の場合では，インプラント治療は有効な補綴治療の一つである．

本症例のまとめ

前歯部1歯欠損における補綴治療で，両隣在歯は歯周組織も健全で未処置歯であった．インプラント治療がもっとも有効な治療方法の一つとして患者にインフォームドチョイスをしてもらった．前歯部補綴治療において，もう一つ重要な点は，患者の希望するイメージの結果を実現するためには矯正治療を必要とすることが多いので，あらかじめ診断，説明しておくことである．

な埋入方向，深度，位置に適切なサイズのインプラントが埋入できていることが大前提である．ここでは手術術式の詳細は述べないが，周囲天然歯への配慮，口腔内全体の診断について論述する．
　患者は，転倒が原因で|1の歯根破折で来院した．抜歯して2か月経過後にインプラントを埋入した．患者の咬合関係はAngleのII級1類であった．その後，矯正治療を行い最終補綴へと移行した．隣在歯の歯根膜に対していかに少ない侵襲でインプラント埋入手術を行い，残存歯と調和した補綴治療を行うかが重要であることはいうまでもない．

> **症例2** 臼歯部インプラントに隣在する天然歯のパフォーマンスが低い症例

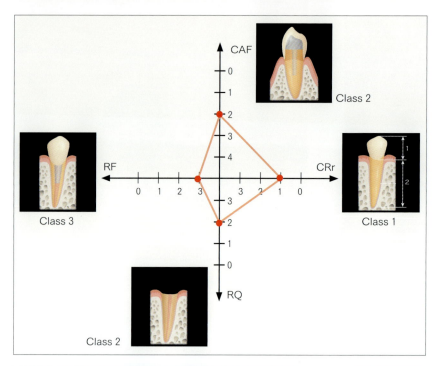

図9 「5のTooth Performance. 根管治療が行われた処置歯において，大きく根管拡大され，根管充填された歯根に太いメタルコアが装着されているケースでは，残存歯質が少なく，強い咬合力がかかると破折のリスクが高い．

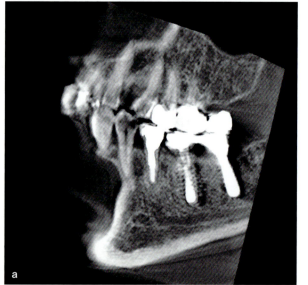
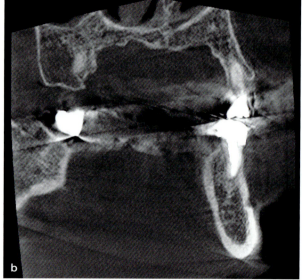

図10a, b CBCT画像から「5の歯根破折が認められた（**図12**の7年後）．

3．［症例2］：臼歯部インプラントに隣在する天然歯のパフォーマンスが低い症例（図9～13）

下顎左側臼歯部の咬合痛を訴えて来院した．「7の歯根破折を認めたため，抜歯後「6 7部にインプラント補綴を行った．数年後，今度は「5が歯根破折で抜歯となった．「5のパフォーマンスは，歯根長（CRr）はClass 1であったが，歯内治療済歯で歯根幅に対する根管孔の直径の比（RF）は，Class 3と思われる．歯の質（RQ）に関してはClass 2であった．

これらのことから考えると，臼歯部にインプラント補綴が行われたことで，今までよりも強い咬合力がかかったことは容易に想像できる．すなわち，許容できる負担能力を超えたために歯根破折に至ったものと思われる．この症例のように「6 7にインプラント補綴を行った場合，隣在小臼歯のパフォーマンスが低い場合は，十分な配慮が必要である．

CHAPTER 5 　天然歯のパフォーマンスを知れば臨床は変わる

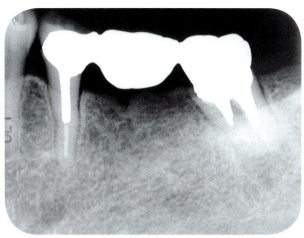

図11 7｜の歯根破折が認められた．5｜は太く長いメタルコアが装着されていた．

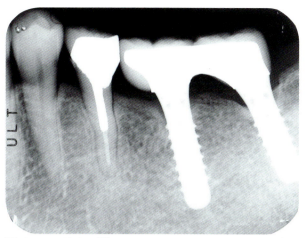

図12 この時点で5｜の Tooth Performance は，あまり高くないことに配慮が必要であったと思われる．5｜には強い力が加わっていたと思われる骨不透過像が認められる．

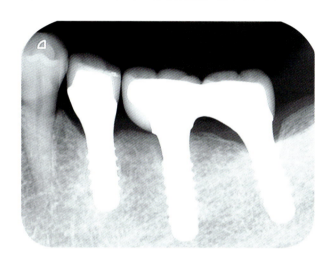

図13 7年後，結果的に5｜の歯根破折のため，その後，同部にインプラント補綴を追加することになった．

> **POINT** 　インプラント補綴の両隣在歯は
> Tooth Performance の診断がとくに重要
>
> 　インプラント補綴の隣在歯が天然歯の場合は，その歯のパフォーマンスを考えた治療計画がとくに重要になる．また，治療を始める時の患者の年齢，治療期間と生涯治療費をふまえてパフォーマンスの低い天然歯を保存することに対する「メリット」と「デメリット」の理解と価値観をあらかじめ患者と共有しておくことが必要になる．

　⑤6⑦のブリッジで，7｜の抜歯後｜67部にインプラント補綴を行った．数年後，Tooth Performance が低い5｜が歯根破折で抜歯となった．臼歯部のインプラント補綴による強い咬合力に対して，許容できる負担能力を超えたことが歯根破折の原因と思われた．インプラント補綴を行う場合には，とくに両隣在歯の Tooth Performance に対して十分な配慮が必要である．

153

症例3 前歯部根管処置歯のパフォーマンスから欠損補綴を考えた症例

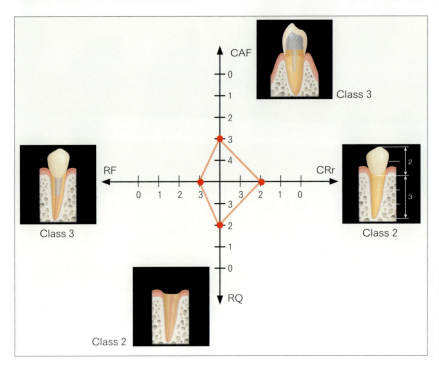

図14 |2 の Tooth Performance. |2 は歯質（RQ）もあまり良くなく，歯根幅に対して太いメタルコアが装着されており（RF），残存歯質量も少ないことから，将来の歯根破折に対するリスクは高いと思われる．

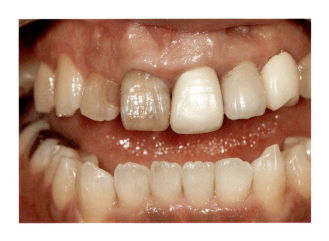

図15 初診時，上顎左側前歯部の痛みと腫脹を訴えて来院．2 1|は変色歯であった．

4．［症例3］：前歯部根管処置歯のパフォーマンスから欠損補綴を考えた症例（図14〜24）

前歯部の痛みと腫脹を訴えて来院した．|1 は歯根破折，|2 も歯根破折の疑い，2 1|は慢性根尖性歯周組織炎，|3 は歯冠がほとんど崩壊した状態で歯髄に達するう蝕と診断した．|1 は抜歯，2 1|2 3 は歯内治療を行い保存することとした．|2 のパフォーマンス（CAF，RF，CRr，RQ の4つのファクターはすべてClass 2以下）は低く，2|のパフォーマンスは高いが，根尖病変が大きい．治療計画を立てるにあたり，以下の治療計画案4パターンを提案した．

治療計画案1：|1 2 を抜歯後，③②①|③を支台歯としたブリッジ

治療計画案2：|1 2 を抜歯後，同部位にインプラントを2本植立

治療計画案3：|1 のみを抜歯後，②①|②③を支台歯としたブリッジ

治療計画案4：|1 のみを抜歯後，同部位にインプラント植立

治療計画案3，4を選択した場合は，|2 が抜歯となったときを想定しておく必要があった．その際は，「治療計画案3は1」へ，「4は2」へと移行することを説明した結果，患者は後者を選択，同意した．

CHAPTER 5 　天然歯のパフォーマンスを知れば臨床は変わる

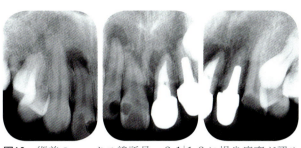

図16　術前のエックス線所見．2 1｜1 2 に根尖病変が認められる．｜1 2 には太いメタルコアが装着されていた．

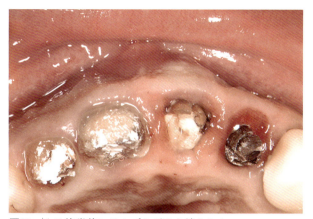

図17　｜1 は抜歯後にテルプラグ®を填入した．

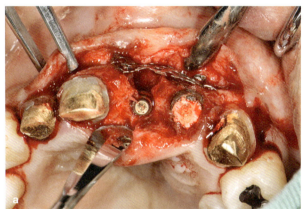

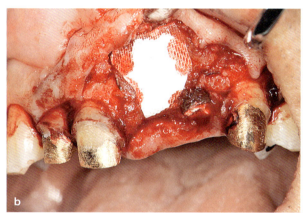

図18a, b　抜歯後2か月．インプラント埋入手術と同時にGBRを行った．

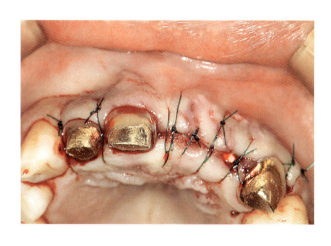

図19　縫合後．

　｜1 を抜歯して2か月ほど経過後，インプラント埋入手術と同時にGBRを行った．このときは｜2 は粘膜下に置いた．5か月ほど経過後に二次手術と同時に｜2 の歯頸部周囲の歯槽骨整形も行った．プロビジョナルレストレーションを装着後に｜2 の生物学的幅径の確保，歯冠 - 歯根長比の改善，そして歯頸ラインを揃えることを目的にMTMを行った．最終補綴装置装着から2年半の状態ではあるが，2 1｜2 の根尖病変も消失している．
　｜2 を保存したメリットは，｜2 に将来インプラントを埋入することになった場合，その処置が治療計画案2に比べ，｜1 のGBRの難易度が下がること，さらには｜2 周囲の歯周組織が安定することである．

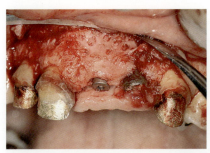
図20 二次手術時．チタンフレームを除去した状態．唇側骨は十分に再生されていた．

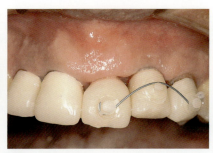
図21 プロビジョナルレストレーションを装着後に|2のMTMを行った．

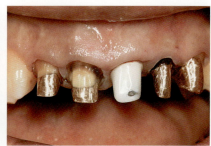
図22 最終補綴装置装着前の状態．

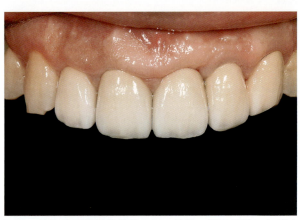
図23 最終補綴装置装着後2年の状態．歯周組織およびインプラント周囲組織は良好に経過している．

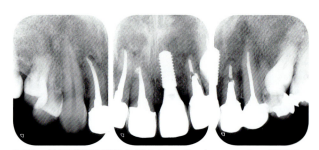
図24 最終補綴装置装着後3年のデンタルエックス線写真．根尖病変はほぼ消失している．

POINT　Tooth Performance と抜歯基準

　このケースは処置歯が多く，またインプラント補綴の隣在歯が天然歯であったため，補綴方法の選択肢は多岐にわたった．最終的に最大限に天然歯を保存する方法を選択したが，このような方法は治療期間の長期化や，破折リスクの高い歯が破折した場合の再治療費がかかることなどを患者にあらかじめ許容してもらっておくことが重要である．

本症例のまとめ

　前歯部補綴で，|1は歯根破折，|2も歯根破折の疑いもあり，Tooth Performance が低い状態であったが，|1は抜歯し，|2は保存した．|1部には，インプラント埋入と同時にGBRを行った．2_1|2_3は歯内治療を行った．Questionable Tooth を抜歯するか保存するかということも含めて治療選択肢の多い症例であった．

4 天然歯のパフォーマンスを考慮した咬合・欠損補綴治療

1. 残存歯の咬合負担能力と補綴設計

補綴治療を行う場合，個々の残存歯の咬合負担能力からあらゆる角度で補綴設計を立案していく．たとえばKey Toothが抜歯になった場合は長期的に考えると再補綴処置が必要になる．さらにその際は，患者の年齢によって再度の治療介入時期とその時の治療方法と治療費をつねに念頭に置き，患者と情報共有しておかなくてはならない．そのためにも，残存天然歯の咬合負担能力と耐久性を診断し，患者のエイジングを考慮したコンセプトのある補綴設計を立案することが重要である．なお，欠損補綴治療患者に起こりうる加齢変化には，以下が挙げられる．

①欠損部位の拡大
②口腔内環境の悪化
③顎位，咬合力，そして食事嗜好の変化
④歯の摩耗，咬耗による咬合高径の低下
⑤顎関節形態の変化
⑥経済的背景，全身的健康状態の変化

そこで繰り返しとなるが，残存歯がもっている一口腔内での臨床的環境における個々の負担能力を"天然歯のパフォーマンス"と表現する．失活歯や歯冠-歯根長比が悪い歯の場合では，とくに補綴的配慮が必要になる．

単根歯の場合，歯根の1/3の歯槽骨が吸収すると歯根表面積は1/2になる．つまり，歯周病により周囲骨吸収を起した残存歯周囲の歯槽骨吸収が歯根長の1/3以上で生じると，歯根膜表面積は1/2になる[5]．その時，その歯の咬合力負担能力は歯冠-歯根長比が悪化することも考慮に入れると，1/4程になってしまう(図25)．そこで，筆者が考える天然歯の力学的耐久性に影響を及ぼすと思われる要素を，

①コアとフェルールの問題[6,7]
②歯根幅に対する根管孔の直径の比[8]
③歯冠-歯根長比の問題
④歯質の問題

に分類し，それぞれの要素からみた耐久度をレベル分けすると図3 (P.148〜149)のようになる[9]．

2. ［症例4］：天然歯のパフォーマンスを考慮し，補綴治療再介入時期と治療方法を患者と共有した症例から (図26〜33)

患者：52歳，女性．上顎前歯部の動揺と咬合痛を主訴に来院した．全体に中等度から重度の歯周病と診断した．口腔内所見から7 6 5|および2 1|，|1 ― 6 がそれぞれスーパーボンドで固定されていた．全体に多量の歯石沈着と歯肉の発赤が認められた．デンタルエックス線写真から上顎は全体に重度の骨吸収を生じており，下顎は全体に中等度から重度の骨吸収が認められた．

7 6 2 1|，|1 2 6 は保存不可能と診断し抜歯とした．|7，|2 3 間，|6，|3，|3 4 5 の垂直性骨欠損に

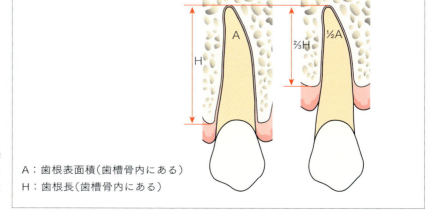

図25 単根歯の場合，歯根の1/3の歯槽骨が吸収すると歯根表面積は1/2になる．その時，その歯の咬合力負担能力は1/4程になる(参考文献10より引用改変)．

A：歯根表面積(歯槽骨内にある)
H：歯根長(歯槽骨内にある)

症例4 天然歯のパフォーマンスを考慮し，補綴治療再介入時期と治療方法を患者と共有した症例から

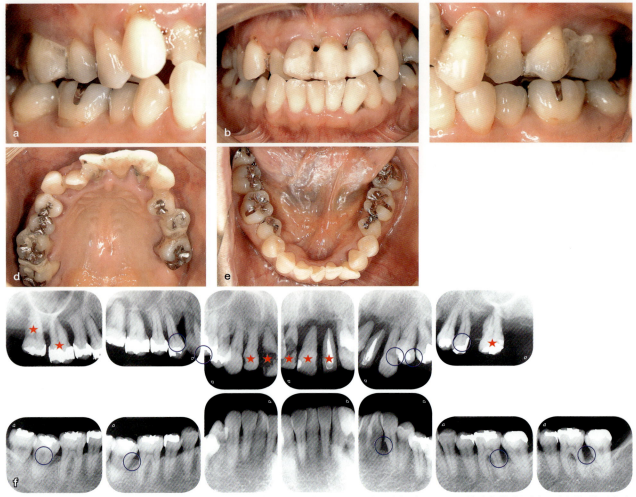

図26a〜f 初診時の口腔内およびデンタルエックス線写真．中等度から重度の歯周病であり，抜歯部位（★印）と歯周組織再生療法での保存部位（○印）が混在する．

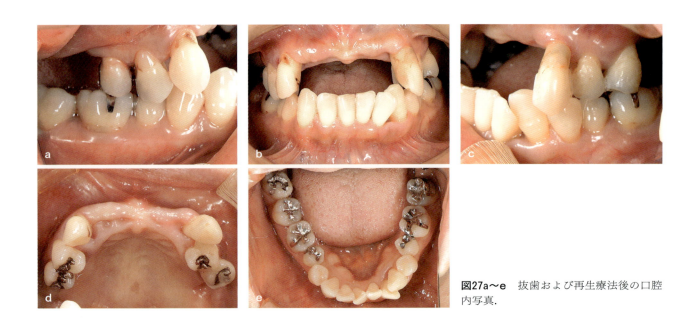

図27a〜e 抜歯および再生療法後の口腔内写真．

CHAPTER 5　天然歯のパフォーマンスを知れば臨床は変わる

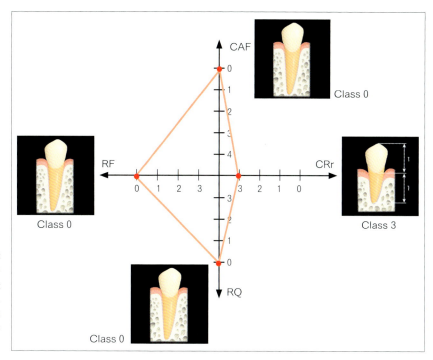

図28a 4 3|3 5 のTooth Performance. 歯冠長（CAF：Crown or Abutment Factor），歯根幅に対する根管孔の直径の比，歯の質（RQ），歯根の要因（RF：Root Factor）は生活歯なのでClass 0，歯冠-歯根長比（CRr）は，重度歯周病で，歯槽骨の吸収が大きいためにClass 3と診断した．

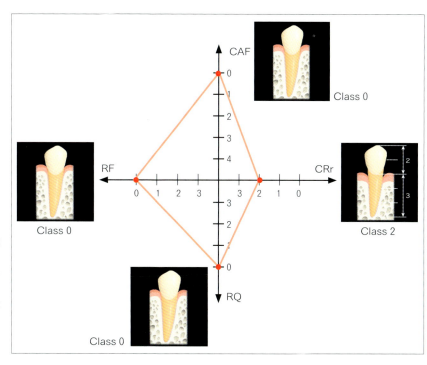

図28b 5|4 のTooth Performance. 歯冠長（CAF：Crown or Abutment Factor），歯根幅に対する根管孔の直径の比，歯の質（RQ），歯根の要因（RF：Root Factor）は生活歯なのでClass 0，歯冠-歯根長比（CRr）は，重度歯周病で，4 3|3 5よりいいが，歯槽骨の吸収が大きいためにClass 2と診断した．

はエムドゲイン®を応用した歯周再生治療を行う計画を立てた．

　患者は，上顎の欠損補綴方法としてインプラント治療を希望された．筆者は，患者のライフステージから考えると，5 4 3|3 4 5 を保存するかどうかで治療方法が大きく変わると考えた．そこで 5 4 3|3 4 5 のパフォーマンスを評価し，そのうえで双方の治療方法，およびメリットとデメリットを患者に説明した．

1）5 4 3|3 4 5 を抜歯した場合

　メリットは上顎をインプラント支台のボーンアンカードブリッジまたはオーバーデンチャーとすることで，長期展望に立ったうえでは治療費のコストダウンにつながること，補綴がシンプルになること，メインテナンスがシンプルになること（咬合力のコントロールやプラークコントロール）である．

　抜歯した場合のデメリットは，ガイダンスに携わる側方歯群が歯根膜感覚をもたなくなることにより，

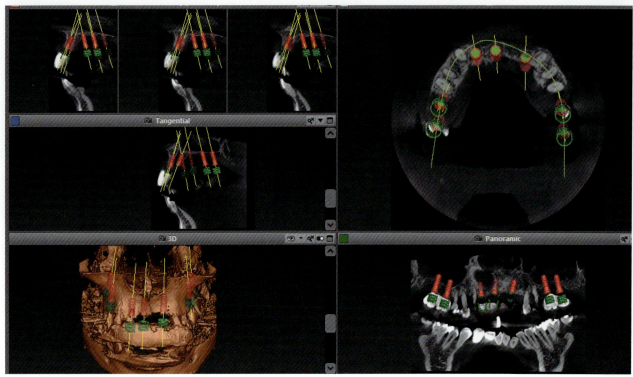

図29　Straumann社のcoDiagnostiX™を利用したガイデッドサージェリーシステムにより，埋入部位と方向の診断と設計を行う．

顎運動時の生理学的機能制御機構に大きな影響を及ぼすことである．

2）5 4 3|3 4 5を保存した場合

　5 4 3|3 4 5を保存した場合のメリットとして，歯周組織が温存できること，ガイダンスを司る左右側方歯群が歯根膜を有する天然歯であることで生理的な顎運動や咬合力を自己制御しやすいこと，自分の歯を少しでも多く残して自分の歯で噛む感覚の優位性があることを患者に説明した．

　その反面，デメリットとしてインプラント補綴と天然歯の混在による咬合力のコントロールが難しくなること，保存した天然歯の歯周病のコントロールが悪くなった場合は隣接するインプラントにも重大な悪影響があること，将来抜歯となった場合は再度治療介入することなどを説明した．これらのメリットとデメリットの双方を十分に理解，納得してもらったうえで，患者は保存治療を希望された．そこで，その場合の将来の再治療介入時の対応法も説明し同意を得た．

3）再治療介入時の治療方法

　再治療介入時の治療方法には，
①インプラント治療が可能であれば，追加埋入
②インプラント治療が不可能な場合，ボーンアンカードブリッジ
③インプラントオーバーデンチャー
の3つの選択肢がある．

4）治療経過

　保存不可能な歯の抜歯と同時に治療用デンチャーを装着してもらい，安定した顎位の模索を行いながら徹底した初期治療を行った．歯肉の炎症のコントロールと安定した顎位の獲得ができた後に，インプラント植立後の補綴をイメージしたワックスアップを行い，Straumann社のcoDiagnostiX™ガイデッドサージェリーシステムを用い，埋入部位と方向の診断と設計を行った．埋入部位と方向の設計は，将来の再治療介入時のインプラント補綴治療を想定してなるべく左右対称に，かつ全体的にバランスの良い埋入ポジションを心がけ，前歯部および左右臼歯部のインプラントをできる限りパラレルに埋入することを目標にした．

CHAPTER 5 天然歯のパフォーマンスを知れば臨床は変わる

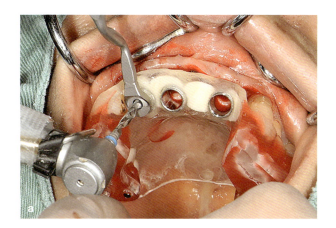
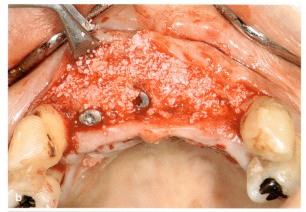
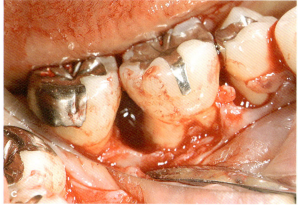

図30a～c 上顎前歯部ガイデッドサージェリー，GBR，インプラントの免荷期間中に7 6|6 7相当部にエムドゲイン®を応用した歯周組織再生治療を行う．

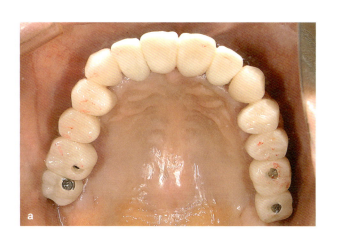
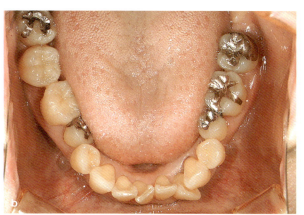
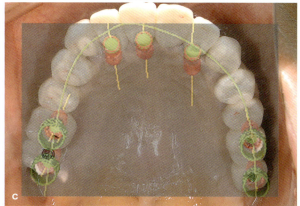

図31a～c 上顎のプロビジョナルレストレーション装着時とその下顎の状態．cは，coDiagnostiX™で設計した埋入位置と実際の植立位置．

161

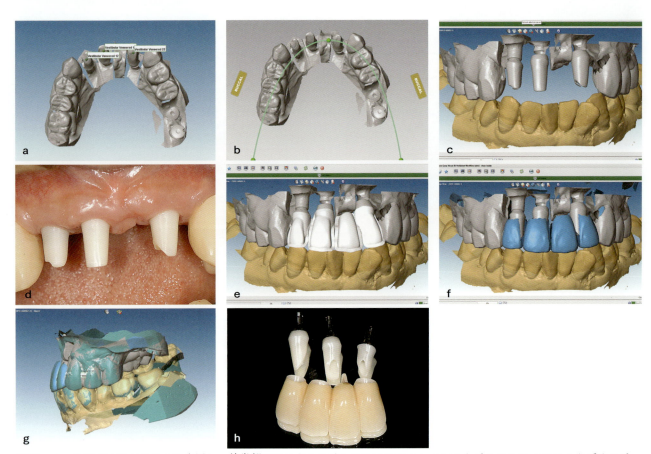

図32a～h CAD/CAMシステムを応用し，前歯部はカスタムのジルコニアアバットメントとジルコニアセラミックブリッジ，臼歯部はカスタムのチタンアバットメントとジルコニアセラミッククラウンを製作．

> **POINT** 治療の選択肢に対する患者の理解度や価値観を考慮
>
> このケースの場合も，|3 4 5の側方力を受け止める歯が再生療法によりまだ十分に保存できる天然歯である一方で，インプラント補綴が確立された咬合様式の中ではその側方力のコントロールが難しい．そのため術後の管理を怠ると長期安定は望めない．一方で，5 4 3|3 4 5を抜歯すると，その植立位置のバランスや植立本数からインプラント支台のボーンアンカードブリッジも可能である．そのため，治療にあたっては天然歯を保存することへの患者の価値観や生涯治療費に対する理解度も十分に考慮する必要がある．

　その後，ガイデッドサージェリーシステムにより前歯部は歯槽骨増大術，左右臼歯部はサイナスフロアエレベーションも同時に行い，インプラント埋入手術を行った．インプラントの免荷期間中に7 6|6 7にエムドゲイン®を応用した歯周組織再生治療を行った．プロビジョナルレストレーションで顎位とインプラント周囲組織の安定を図った．

　CAD/CAMシステムを用いて，前歯部はカスタムのジルコニアアバットメントとジルコニアセラミックブリッジ，臼歯部はカスタムのチタンアバットメントとジルコニアセラミッククラウンを製作した．2|2まではインプラント支台のブリッジ，7 6|6 7はインプラントで上部構造は咬合面ジルコニアのジルコニアセラミッククラウン．5 4 3|3 4 5はメタルセラミックスを連結して補綴した．

CHAPTER 5　天然歯のパフォーマンスを知れば臨床は変わる

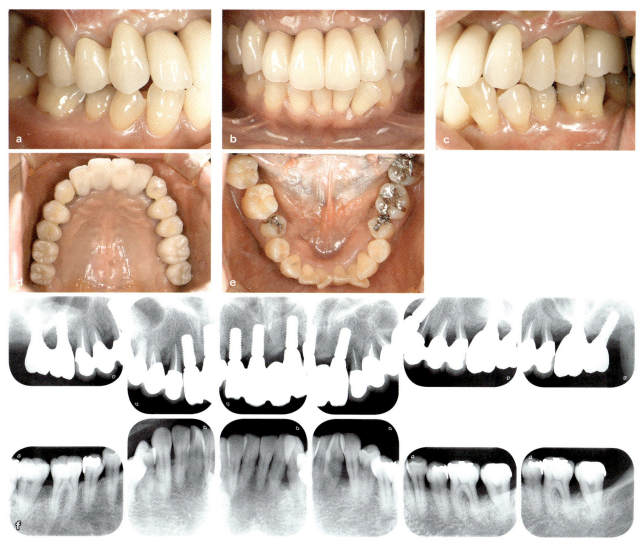

図33a～f　最終補綴装置装着時の口腔内およびデンタルエックス線写真(技工担当・兒玉邦成〔田中ひでき歯科クリニック〕)．下顎の術前・術後のデンタルエックス線写真から左右臼歯部の垂直性骨欠損部の骨の再生が認められる．安定した咬合と適正な咬合力の付与が，歯周組織の改善に効果的に働いていると考えられる．

本症例のまとめ

　天然歯のパフォーマンスという概念をきちんと理解しなければ，顔面頭蓋と咬合からみる欠損補綴治療は成就しえない．

①残存天然歯の Performance は高くないが，それらが左右対称に存在し 5 4 3│3 4 5 の側方歯群であることで，天然歯がアンテリアガイダンスに携わることができる．そのことにより，咀嚼運動と咬合力を適正に制御しやすく，そのメリットは大きい．

②欠損エリアが前歯部と左右臼歯部で，患者のライフステージと将来の治療戦略に対する価値観で治療方法が大きく分かれる．

③本症例は上顎骨のたわみも考慮に入れ，補綴設計を前歯エリアと側方歯エリア，臼歯エリアに分けて考え，さらに次の補綴治療介入も考えたインプラントの埋入位置と方向の設計が重要．

④咬合の安定・維持と歯周組織，補綴との関係を理解することが重要．

2 天然歯のパフォーマンスを 考慮し，抜歯か保存かを考える

1 抜歯基準

1．抜歯の判断基準は一様ではない

抜歯の判断基準は一律でなく，患者の抜歯に対する考え方や歯を保存することの利点，欠点に対する価値観，理解度に大きく左右される．また患者の個体差，文化，社会的環境，経済力，性格などにも大きく影響される（**図34, 35**）．

日本歯周病学会の「歯周病患者におけるインプラント治療の指針」[11]の中で，歯周病罹患歯の抜歯の判断基準に関して，歯周治療の初期段階に抜歯すべきか，あるいは歯周治療の後期まで抜歯を延期し暫間的に保存するかの判断基準を，以下のように提示している．

		抜歯を選択	⟷	保存を選択
補綴的観点		連結歯またはブリッジの Key Tooth となる支台歯	⟷	将来抜歯することになるとしても，治療介入がしやすい
咬合力		大きい，ブラキシズムがある	⟷	小さい
歯周病学的リスク		高い	⟷	低い
時間軸		高齢 短い治療期間しかない	⟷	若年齢 長い治療期間をとれる 細かなメインテナンスが可能
患者の希望		長期的にトラブルのない治療	⟷	少しでも歯を保存したい
垂直性歯根破折		破折部の汚染あり （破折部の汚染なし*）	⟷	破折部の汚染なし
水平性 歯根破折	深部破折	破折部の汚染あり （破折部の汚染なし*）	⟷	
	浅部破折	そのまま生物学的幅径を確保できず，MTM や挺出を患者が希望しない場合	⟷	破折部の汚染がなく，そのまま生物学的幅径を確保できる場合

* ほかの要素も考慮して判断する．

図34 抜歯か保存かを選ぶ基準[12]．

CHAPTER 5　天然歯のパフォーマンスを知れば臨床は変わる

保存か**抜歯**かの選択に影響を与える因子

①ブリッジの支台歯，連結歯の中間歯などの Key Tooth か
②歯にかかる咬合力とブラキシズムの有無
③患者の食品嗜好
④患者との信頼関係
⑤患者の希望（再治療リスクも納得したうえでの歯を残すことに対する患者のこだわり）
⑥患者が考える治療結果と時間軸での治療介入時期（長期的展望における治療費と費やせる時間）
⑦患者の年齢

図35　保存か抜歯かの選択に影響を与える因子.

2．日本歯周病学会による「歯周治療初期における抜歯の判断基準」[11]

①対症療法を行っても，過度の動揺により痛くて噛めない結果，回避性咀嚼を行ってしまう場合
②十分なデブライドメントができない，あるいは暫間固定ができないほど進行した歯周炎
③治療中頻繁に急性膿瘍が生じ，広範囲の歯周組織破壊の原因となる可能性がある場合
④どのような治療計画を立案したときにも，利用価値が見出せない場合

3．日本歯周病学会による「暫間的に保存し，歯周治療後期に抜歯を行うための判断基準」[11]

①臼歯部の咬合高径を維持している場合
→プロビジョナルレストレーションによって置き換えられた後に抜歯
②臼歯部の咬合高径を維持しており，かつ隣接領域にインプラントを埋入した後も機能している場合
→インプラントの上部構造が装着された後に抜歯
③隣接領域の歯周外科を予定している場合
→予後不良歯は，隣在歯の歯周外科治療と同時に抜去

4．Tooth Performance から考える抜歯基準

　抜歯か保存を決定する Tooth Performance のレベルを左右する項目
①再治療介入のタイミングとその時の費用
②患者のライフステージと補綴的観点
③患者の咬合力と患者が希望する補綴方法
④治療にかかる時間と費用
⑤メインテナンスの頻度と費用

5．補綴設計上，保存するよりも抜歯したほうが良いと力学的観点から考える場合の抜歯基準

①パーシャルデンチャーなどで，残存する天然歯が力学的にバランスの悪い位置に残存し，義歯の安定および残存する天然歯の長期維持が難しい場合
②ブリッジの支台歯で，Tooth Performance のレベルが低く，その歯が存在しなくても大きな設計変更を必要としない場合
③インプラント補綴間の残存歯で，抜歯した場合と抜歯せずに保存した場合の治療期間，メインテナンス期間，補綴処置後の長期安定性を十分に比較して，患者がそのメリットとデメリットを十分に理解したうえで抜歯を選択した場合

> 症例5　破折歯の矯正的挺出を行い，保存的治療を行った症例

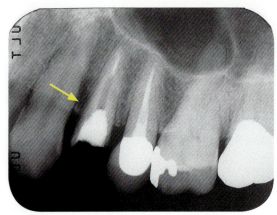

図36　他医院で抜歯と診断されたが，可能であれば保存的治療をしてほしいと希望．|4 に「浅部水平性歯根破折」を認めた．

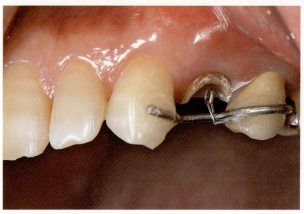

図37　破折線の方向・位置，歯根の長さから，矯正的挺出後に補綴処置を施すこととした．患者にはこの治療で歯冠-歯根長比が悪くなり，強い咬合力に耐えられない可能性があること，また見えない破折線があった場合，将来違う部位から破折する可能性があることを十分理解してもらい，保存的治療を行うことに決定．

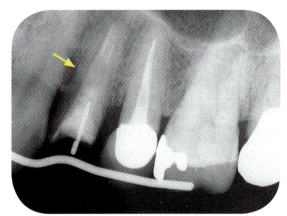

図38　挺出後のデンタルエックス線写真．

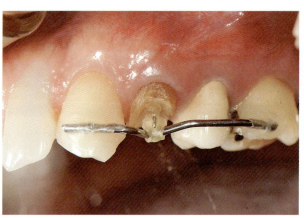

図39　挺出終了時の口腔内写真．

6．［症例 5］：破折歯の矯正的挺出を行い，保存的治療を行った症例（図36〜40）

患者は他医院で抜歯と診断されたが，可能であれば保存的治療をしてほしいと希望した．|4 に「浅部水平性歯根破折」を認めた．デンタルエックス線写真より，生物学的幅径を確保するために矯正的挺出を行っても歯根長は十分であることから，保存治療を行うこととした．しかしながら，Tooth Performance は低下するために，破折するリスクは高くなることを十分理解してもらい，保存的治療を行うことに同意してもらった．

挺出方向に留意をし，生物学的幅径を確保するために約 4 mm 程[13, 14]，歯冠側に矯正的挺出を行い，3 か月の保定期間を置いて補綴処置を行った．最終補綴装置は，咬合力のコントロール（Tooth Performance の低下に見合った）に留意した．

骨縁下う蝕に対して生物学的幅径を確保するための処置としては，矯正的挺出と外科的再植術そして歯周外科による対応（骨整形と歯肉弁根尖側移動術：APF）がある．生物学的幅径を含め，骨縁上に 4 mm 以上の健全歯質を確保することが望ましいとされている．

CHAPTER 5　天然歯のパフォーマンスを知れば臨床は変わる

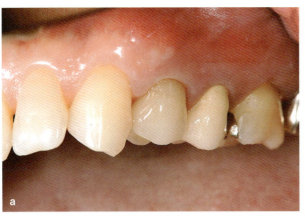
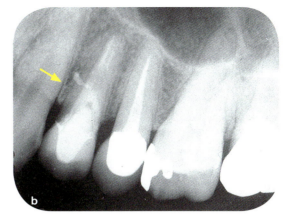

図40a, b　最終補綴装置装着時の口腔内およびデンタルエックス線写真.

> **POINT**　矯正的挺出は，保定期間が短いと後戻りによる圧下が起こるので注意が必要
>
> 骨縁下う蝕に対して生物学的幅径を確保するための処置として，矯正的挺出と意図的再植術，そして歯周外科による対応（骨整形と歯肉弁根尖側移動術：APF）がある．矯正的挺出は，矯正期間と保定期間を含め時間がかかることがデメリットである．保定期間が短いと後戻りによる圧下が起こるので注意が必要である．

> **本症例のまとめ**　浅部水平性歯根破折により，破折部分が骨縁に近い状態だったために，生物学的幅径を確保する目的で矯正的挺出を行った．3か月間，歯冠側に矯正的挺出を行った後，3か月の保定期間を置いて補綴処置を行った．

7．矯正的挺出

　矯正的挺出後は周囲組織が歯とともに歯冠側へ移動するため，歯肉の歯頸ラインや歯槽骨のレベルが不規則になることがある．この場合，歯周環境を整えるために歯周外科治療（通常，歯肉弁根尖側移動術：APF）が必要となることもある．また，付着の再構築により挺出後の後戻り防止を目的に歯周外科を行うこともある．

8．意図的再植術

　外科的挺出は麻酔下で歯を脱臼させ，抜歯することなく歯根を挺出させて歯槽窩内にある破折面を歯槽骨より4mm以上の位置で固定する．歯肉縁下う蝕があるなど，そのままでは生物学的幅径が確保できず，かつ矯正的挺出が困難な場合や，根尖病変があり，歯内療法のみでは対応が難しい場合には意図的再植が有効なケースもある．

9．歯周外科による対応（骨整形と歯肉弁根尖側移動術：APF）

　歯周外科としての歯冠長延長術は，短期間で補綴治療に移行できるという利点がある反面，歯槽骨の削合をともなうため，周囲軟組織と不調和をきたしやすい．そこで審美領域においては周囲の調和を図るために，歯周形成外科処置を必要とする場合がある．中等度から重度の歯周治療で周囲の歯に歯周外科を必要とする場合には，とくに有効な処置になる．

症例6 破折歯に対し保存的治療を行った症例

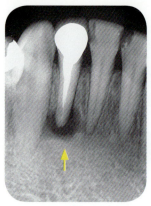

図41 患者は2⌋の根尖部の違和感を訴え来院．デンタルエックス線写真から大きな根尖病変が認められる．

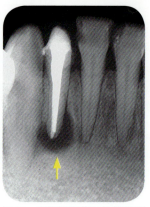

図42 症状緩和後に根管充填した後のデンタルエックス線写真．患者の希望もあり，根管治療後，根尖部の破折線部をスーパーボンドで封鎖し，エムドゲイン®を塗布して歯肉弁を封鎖し保存することにした．

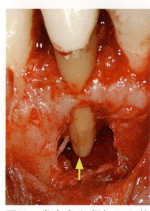

図43 歯肉弁を翻転した状態．根尖部に垂直に走る破折線を認める．

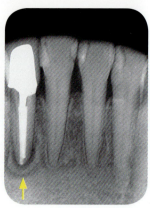

図44 3年後．完全に治癒したとはいえないが，根尖病変の縮小化と安定化が認められる．しかし，患者には次に病態が悪化した場合は，周囲の歯周組織の悪化を招く前に，速やかに抜歯することに納得のうえ同意してもらっている．

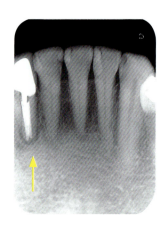

図45 11年後のデンタルエックス線写真．明瞭で連続した歯槽硬線や歯根膜線は認められないものの，透過像は小さくなり良好に経過している．何より11年保存できていることで，患者との大きな信頼関係を築くことができた．

10．[症例6]：破折歯に対し保存的治療を行った症例（図41～45）

患者は2⌋の根尖部の違和感を訴え来院した．デンタルエックス線写真で診査すると，根尖部に大きな病変が認められた．症状緩和後に根管充填した後のデンタルエックス線写真を撮影し，歯根破折の疑いと抜歯の可能性を説明した．両隣在歯が未処置歯ということもあり，少しでも可能性があれば保存処置をしてほしいという患者の希望もあり，根管治療後，歯肉弁を翻転し，根尖部を確認した．根尖部に垂直に走る破折線を認めたため，根尖部の破折線部をスーパーボンドで封鎖し，エムドゲイン®を塗布して歯肉弁を封鎖した．処置後，3年経過した状態でデンタルエックス線写真を用いて術後経過を確認した．デンタルエックス線写真では，完全に治癒したとは言えないが，根尖病変の縮小化と安定化が認められた．しかし，患者には次に病態が悪化した場合は，周囲の歯周組織の悪化を招く前に，速やかに抜歯することを納得してもらっていた．

11年後のデンタルエックス線写真から，明瞭で連続した歯槽硬線や歯根膜線は認められないものの，透過像は小さくなり良好に経過している．何より11年保存できていることで，患者との大きな信頼関係を築くことができた．

CHAPTER 5　天然歯のパフォーマンスを知れば臨床は変わる

POINT　単根歯で咬合力負担が少ない場合の垂直性歯根破折症例にはスーパーボンドが有効

歯根縦破折の保存的治療法として，破折の原因と咬合力に対する耐久性の改善を図ったうえで，マイクロスコープ，Er：YAG レーザーや超音波スケーラーを用いて，破折線の間隙を洗浄し，高い封鎖性を有し組織親和性の高いスーパーボンド C&B で接着封鎖する方法が推奨される[15]．

本症例のまとめ

単根歯で咬合力負担が少ない下顎前歯において，両隣在歯が未処置歯であったため，垂直性歯根破折という Tooth Performance が低い状態でも患者の信頼関係があったことと，患者自身がリスクを理解したうえで，保存処置を強く希望したこともあり，スーパーボンドで破折線部分を接着し，エムドゲインの応用で保存処置を行った．11年良好に経過している．

11．［症例7］：Key Tooth に GTR を行い保存した後，22年経過した症例（図46〜53）

患者：45歳，女性．奥歯で食事ができないことと，歯周病の進行を心配し，全顎的な治療を希望して来院した．5| に残根があり，7 6|，|4 6 7，|1，|5 7 は欠損状態だった．|7 6 5|，|2 は保存不可能として抜歯と診断した．Questionable Tooth だった 5|，|5，|4 においては，患者はあまり長く持たない歯だとしてもできる限り天然歯を保存してほしいという強い希望があった．そのため 5|5 は歯周外科による骨整形を行い適正な生物学的幅径を確保し，|4 は GTR を応用した歯周再生治療を行い保存処置を行うことにした．

患者は，下顎臼歯部欠損部にはインプラント治療を希望されたが，上顎右側臼歯部にインプラント埋入を行うためには，サイナスフロアエレベーションが必要なことと，それにともなう注意事項を説明すると，同部位はパーシャルデンチャーで対応することを希望した．

|7 6 5|，|2 の抜歯と徹底的な歯周初期治療後，|5，|5 は，歯周外科により適正な生物学的幅径を確保後に補綴処置の準備を行った．

|4 に対しては，|3 4 にインタープロキシマルタイプのゴアテックスメンブレンを使用した GTR を行った．

その後，|7 6，|5 6 にはインプラント埋入手術を行った．治療終了後のデンタルエックス線写真から，|4 の近心部の垂直性骨欠損は改善されているのが認められる．口腔内写真からも，プラークコントロールおよび歯周組織は良好に維持されているのが認められる．

11年後，それまで良好に経過していたが，|4 の腫脹と咬合痛を訴えて来院した．デンタルエックス線写真から |4 の歯根破折が認められたため，抜歯の必要性を説明した後に抜歯した．|7 6 5 4 欠損部に対するパーシャルデンチャーを，|4 5 を含むパーシャルデンチャーに変更して再製作し装着した．その後 6 か月に一度の定期的なメインテナンスには来院したが，ご主人が体調を崩されお亡くなりになって 4 年ほど来院が途絶えた．再度来院された際には，|4 の疼痛を訴えていたため，全顎的なデンタルエックス線写真を撮影すると，|4 の根尖部に及ぶ骨吸収像が認められ，保存不可能と診断し抜歯した．|3|3 には，二次う蝕が認められた．|5 4|，|2 4 欠損部のパーシャルデンチャーを装着し，|3+3 ブリッジは再製作した．この時点で68歳である．まだまだこれからセカンドライフを楽しめる年齢である．なるべく長期間，天然歯および補綴装置がトラブルなく経過することを目標にメインテナンス管理を行っている．

20年以上のお付き合いで，初診時の年齢が45歳であったこともあり，Questionable Tooth だった歯を保存治療して，10年単位で維持できたことで，患者も喜んでいた．

> **症例7** Key Tooth に GTR を行い保存した後，22年経過した症例

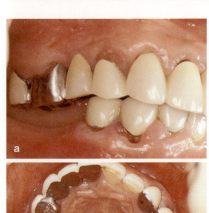
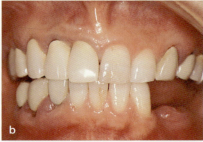
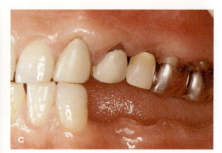
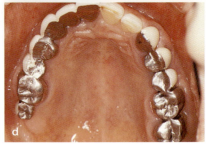
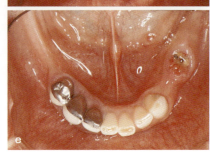

図46a〜e 初診時の口腔内写真．下顎臼歯部は7̄6̄，4̄6̄7̄欠損，5̄は残根状態で臼歯部支持は失われていた．

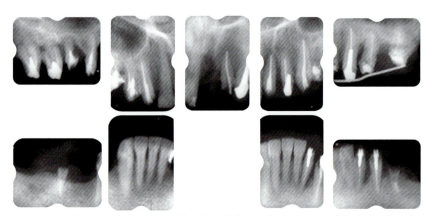

図47 初診時のデンタルエックス線写真．全体的に歯周病による垂直性骨吸収が認められ7̄6̄5̄，5̄は残根状態である．

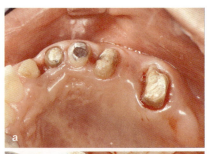
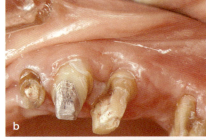
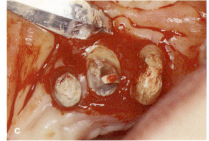
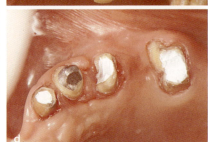

図48a GTR 前の口腔内写真．
図48b GTR 後メンブレン除去前の口腔内写真．
図48c GTR 後メンブレン除去後の口腔内写真．
図48d GTR 後メンブレン除去後1か月の口腔内写真．

CHAPTER 5　天然歯のパフォーマンスを知れば臨床は変わる

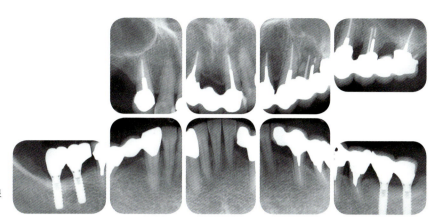

図49　治療終了時のデンタルエックス線写真.

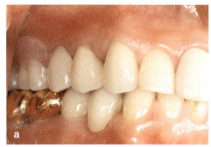
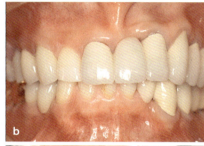
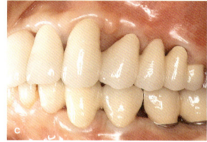
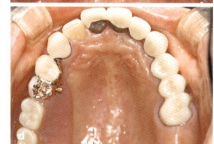
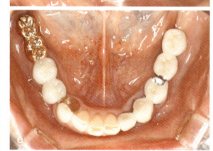

図50a〜e　治療終了時の口腔内写真.プラークコントロールおよび歯周組織は良好に維持されている.

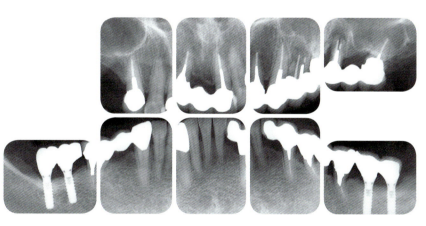

図51　治療終了から11年後のデンタルエックス線写真.|4の歯根破折が認められる.

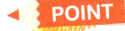 **Questionable Tooth の保存と抜歯基準**

　Tooth Performance の低い歯を保存する場合は，補綴治療後の耐久年数および，再治療のタイミングとその後の治療方針を患者と共有しておくことが重要である．

171

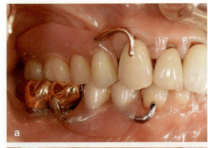
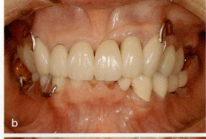
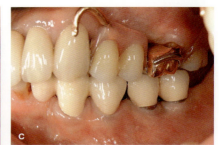
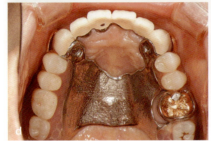
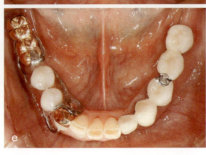

図52a〜e 22年後の口腔内写真. プラークコントロールは良好であった.

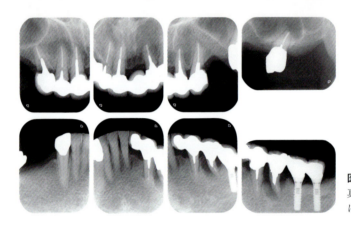

図53 22年後のデンタルエックス線写真. 3|および|3の二次う蝕と|5の根尖部に及ぶ垂直性骨吸収が認められた.

本症例のまとめ

　大きな垂直性骨欠損がある Questionable Tooth だった|4 に対しては，|3 4 にインタープロキシマルタイプのゴアテックスメンブレンを使用した GTR を行った．11年間良好に経過していたが，11年後に歯根破折が認められたため抜歯した．同様に Questionable Tooth だった5|，|5 においては，歯周外科による骨整形を行い適正な生物学的幅径を確保し保存処置を行ったが，5|は20年，|5 は22年後に歯根破折した．しかし，45〜70歳前までの間，良好な信頼関係のもとで，順次緩やかに義歯に移行できたことは良かったと思われる．

Dr. 田中秀樹の目

　抜歯基準に関しては，絶対的なものは存在しない．大きなカテゴリーでは，**図34**（P.164）に示すような項目で整理できる．その中で，歯周病学的視点や補綴的視点，そして患者の年齢と歯を保存することに対する価値観などから，その歯の Tooth Performance をふまえて判断する必要がある．

参考文献

1．Fernandes AS, Shetty S, Coutinho I. Factors determining post selection：a literature review. J Prosthet Dent 2003；90(6)：556-562.

2．Chen G, Fan W, Mishra S, El-Atem A, Schuetz MA, Xiao Y. Tooth fracture risk analysis based on a new finite element dental structure models using micro-CT data. Comput Biol Med 2012；42(10)：957-963.

3．Hsieh WW, Luke A, Alster J, Weiner S. Sensory discrimination of teeth and implant-supported restorations. Int J Oral Maxillofac Implants 2010；25(1)：146-152.

4．Weinberg LA. The biomechanics of force distribution in implant-supported prostheses. Int J Oral Maxillofac Implants 1993；8(1)：19-31.

5．Naumann M, Blankenstein F, Barthel CR. A new approach to define defect extensions of endodontically treated teeth：inter- and intra-examiner reliability. J Oral Rehabil 2006；33(1)：52-58.

6．Fernandes AS, Shetty S, Coutinho I. Factors determining post selection：a literature review. J Prosthet Dent 2003；90(6)：556-562.

7．Jung SH, Min KS, Chang HS, Park SD, Kwon SN, Bae JM. Microleakage and fracture patterns of teeth restored with different posts under dynamic loading. J Prosthet Dent 2007；98(4)：270-276.

8．Chen G, Fan W, Mishra S, El-Atem A, Schuetz MA, Xiao Y. Tooth fracture risk analysis based on a new finite element dental structure models using micro-CT data. Comput Biol Med 2012；42(10)：957-963.

9．田中秀樹. Implant and prosthetic concept in consideration of the performance of a natural tooth and life stages. 補綴誌 2014；6(2)：155-160.

10．Naumann M, Blankenstein F, Barthel CR. A new approach to define defect extensions of endodontically treated teeth：inter- and intra-examiner reliability. J Oral Rehabil 2006；33(1)：52-58.

11．特定非営利活動法人日本歯周病学会（編）. 日本歯周病学会歯周病患者における口腔インプラント治療指針およびエビデンス2018. 東京：医歯薬出版，2019；4.

12．田中秀樹. ファンダメンタル トリートメントから始めよう［2］歯根破折の診断力を磨こう. the Quintessence 2011；30(4)：192-194.

13．Nevins M, Skurow HM. The intracrevicular restorative margin, the biologic width, and the maintenance of the gingival margin. Int J Periodontics Restorative Dent 1984；4(3)：30-49.

14．Wagenberg BD, Eskow RN, Langer B. Exposing adequate tooth structure for restorative dentistry. Int J Periodontics Restorative Dent 1989；9(5)：322-331.

15．Sugaya T, Kawanami M, Noguchi H, Kato H, Masaka N. Periodontal healing after bonding treatment of vertical root fracture. Dent Traumatol 2001；17(4)：174-179.

CHAPTER

6

顔面頭蓋と顎位の関係を理解すれば臨床がわかる

1 顔面頭蓋と顎位の関係

1 治療前に知っておきたい顔面頭蓋と顎位の関係

1．顔面頭蓋と咀嚼筋群の解剖

咀嚼筋群は，頭蓋骨と下顎骨との間にある4つの大きな骨格筋である咬筋，側頭筋，内側翼突筋，外側翼突筋から構成される．そこに顎二腹筋を加えて開口筋群と閉口筋群に分けられる．咬筋，側頭筋，内側翼突筋が閉口筋群に属し，外側翼突筋と顎二腹筋が開口筋群に属す（**図1，2**）．

1）咬筋

咬筋は，咀嚼筋群のなかでもっとも外側に位置し，筋の緊張の度合いを感じ取りやすい．咬筋は，頬骨弓の下縁の広い範囲から起始しており，下顎骨の下顎角部の外面に停止する．そのうち咬筋浅部は頬骨弓からわずかに後下方へ向かっている．深部の筋は扇状をなす筋で，後方部以外はすべて浅部に被覆されていて，後方からやや前下方に向かって走行している．咬筋浅部は下顎をやや前上方へ挙上し，深部では少し後上方に引き上げる働きをする．

2）側頭筋

側頭筋は，側頭部の広い範囲で扇形に広がり頭部両側の側頭窩から起始して前下方に収束し，頬骨弓の内側を下降し下顎骨の筋突起に停止する．前部，中部，後部の筋束に大別される．容積から見ると最大の咀嚼筋であるが，通常これらが同時に活動することはない．前部の筋側は上方から下方へほぼ垂直的に下降し，中部の筋側は前下方に斜めに走る．後部筋側は後方から前方へ水平的に走っている．この

筋線維の走行の多様性から，筋線維の走行方向に応じて外側翼突筋などの他の筋と協力してバランスをとりながら部分的に機能する筋である．

3）内側翼突筋

内側翼突筋は，翼突窩の内面から起始して斜め外側に下走し，下顎骨の下顎枝内面，下顎角の内側に停止する．下顎枝を挟んで咬筋浅部とほぼ対称に走行する閉口筋である．咬筋浅部が下顎骨に加える強大な力とバランスを保っている．

4）外側翼突筋

外側翼突筋は，上頭は蝶形骨大翼から，下頭は翼突状突起外側板の外側面から起始し，後上外方に走行し，上頭は顎関節の関節円板に下頭は下顎骨の関節突起に停止する．左右および前方運動を担っている．

両側の筋が緊張すると下顎頭は前下方へ滑走し，関節円板を前方に引くことで下顎頭に回転がともなうと開口させる．

片側だけ緊張すると緊張側の下顎頭だけが前下内方へ滑走し，反対側の下顎頭がそのままの位置に停止していると，下顎を反対側への側方運動となる．

5）顎二腹筋

前顎二腹筋は，開口筋群の一つである．舌骨上筋群のなかで唯一舌骨に付着していない筋で，前腹は下顎骨の二腹筋窩に，後腹は側頭骨の乳様突起内側に起始し中間腱を介して，舌骨の上部に停止してい

CHAPTER 6 顔面頭蓋と顎位の関係を理解すれば臨床がわかる

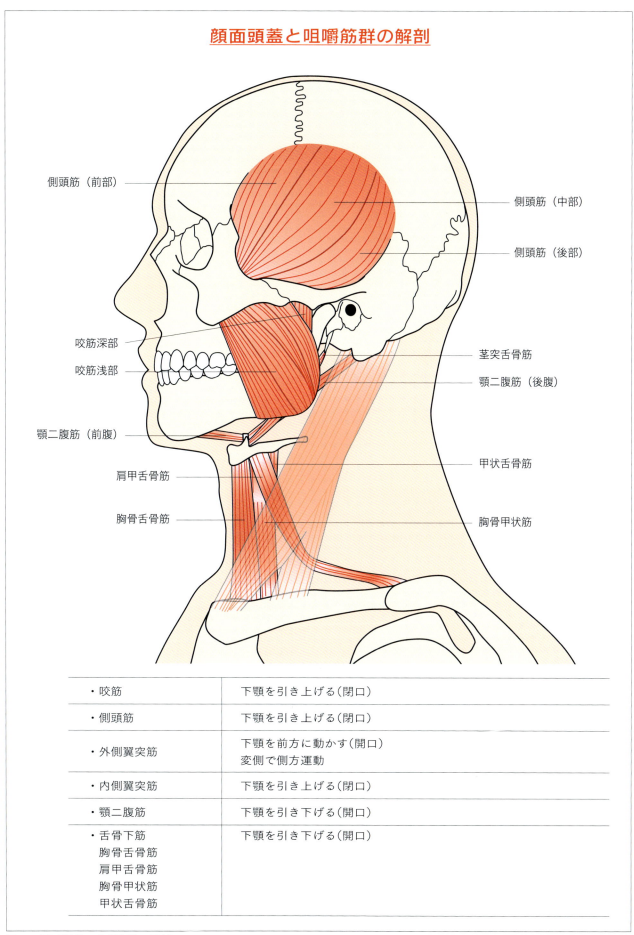

図1 顔面頭蓋と咀嚼筋群の解剖.

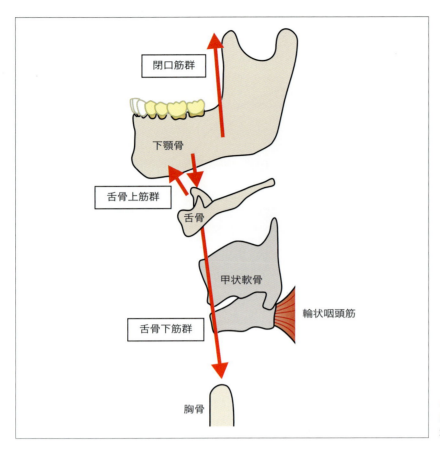

図2 下顎骨，舌骨，喉頭，胸骨の位置関係と閉口筋群，舌骨上筋群，舌骨下筋群の作用方向（参考文献1より引用改変）．

る．顎骨を固定したときは舌骨を挙上し，舌骨を固定したときは下顎骨を引き下げる．したがって，他の舌骨上筋群と舌骨下筋群と協働して舌運動・開口運動・嚥下運動などに関与する．

6）靱帯（図3）

強靭な結合組織で関節において骨と骨を繋ぎ止め，必要な運動範囲内で可動域を制限する役割を担っている．顎関節には，主靱帯である外側靱帯，副靱帯である蝶下顎靱帯，茎突下顎靱帯が存在する．これらの靱帯は，顎関節部を固定，補強するとともに，複雑な顎運動に対して生理的に安全な位置に制御している．

7）外側靱帯

関節包を外側から補強して関節頭の外側への可動域を制限している．

8）蝶下顎靱帯

顎関節の複合体としてMeckel軟骨より起こるとされている．成長するにしたがって付着部位が変化するとされている．蝶下顎靱帯は，顎関節の内側にあって，その一部の線維は蝶形骨棘の後上方にある錐体鼓室裂に付着する．下外方に向かって走り，顎動脈，顎静脈および耳介側頭神経と耳下腺との間を通り，下顎孔の周囲に停止している．

茎突下顎靱帯は，側頭骨茎状突起より起こり，前下方に向かい，蝶下顎靱帯にほぼ平行に走り，下顎角後縁内面に停止している．

2．顎口腔機能障害と顔貌のゆがみ

下顎の水平的，垂直的偏位を認める顎口腔機能異常患者において，顔貌の左右不均衡，頸椎の配列異常，あるいは全身姿勢の不良が認められることが報告されている[2〜6]．頸椎の配列に関しては，顎口腔機能異常患者では第二頸椎の傾斜が正常者と比較して大きいことが報告されている[2]．また，全身姿勢に関しては，顎口腔機能異常患者の頭部，肩部，あるいは腰部の患側への傾斜が，正常者と比較して大きいことが報告されている[3,4]．

また，咬合挙上を行った場合には，頸椎の伸展が

CHAPTER 6 顔面頭蓋と顎位の関係を理解すれば臨床がわかる

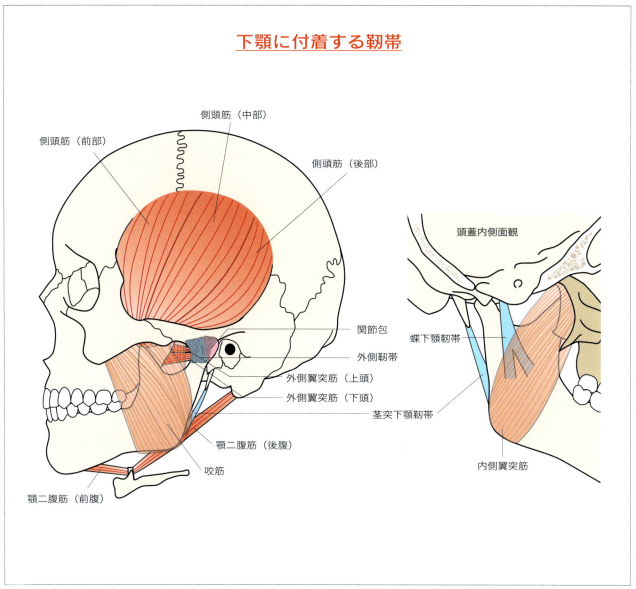

図3 下顎に付着する靱帯.

生じることも報告されている[6].

顎口腔系が正常に機能している場合では，咬頭嵌合位において，顎関節や筋機能はその位置関係で調和していると考えられる．しかし，咬頭嵌合位は歯の咬耗や欠損，あるいは広範囲の歯冠修復や補綴により変化し[7]，その調和が失われると，顎関節や頭頸部の筋群との間に機能的不調和が生じ，下顎運動や顎機能障害を発現することがある[8,9]．どのレベルで機能的不調和が生じるかは，顎関節や筋群の機能的許容性や生体の適応性が大きく関係するものと思われる．

軽度噛みしめ時では，主に歯根膜の変形による影響を受けるため歯根方向への成分が大きいが，噛みしめ強度が増加すると咬合力は口蓋根を回転中心に歯が変位し，その結果，口蓋根周囲の歯槽骨がより多くゆがんで口蓋側方向への変位量が増加する．下顎第一大臼歯では主に舌側方向へ変位する．これは，下顎臼歯の歯軸が咬合平面に対して舌側へ傾斜していること，下顎骨は長い長管骨で容易に変形しやすいことに起因していると思われる[10].

3．顎位が全身姿勢に及ぼす影響

図4は体のゆがみ，体位と噛み合わせの関係を表す図である．腰痛をはじめ，頭痛や肩こり，耳鳴り，めまい，手のしびれなど，全身のさまざまな不調は，

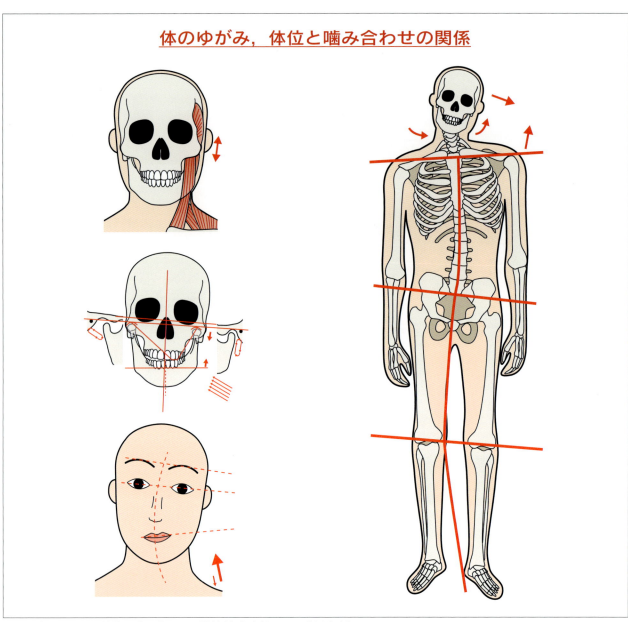

図4 体のゆがみ，体位と噛み合わせの関係（参考文献18より引用改変）．

実は噛み合わせが原因である場合が少なくない．

長年，偏った噛み方を続けていると，つねに噛む歯がすり減り，前後・左右で歯の高さに差が生じる．するとその差に応じて，頭の位置が傾く（**図4**）．

1）咬合と全身

ヒトは二足歩行を行うために進化した過程で，他の動物と異なり喉頭と頭蓋を連結する骨性の連続は失われ，舌骨が下顎骨，喉頭と距離を保ち，舌骨の自由な運動域が保たれていると考えられている．そのことによりヒトならではの多くの機能が実現されている．

ヒトの舌骨は頭蓋から頬骨下顎筋，内側翼突筋，咬筋といった閉口筋群により垂直に吊るされた下顎骨に舌骨上筋群を介して吊られ，自身は甲状舌骨筋を介して喉頭を吊り下げる[11]（**図2**）．

その反面，重い頭蓋に対して高い重心位置で重力の影響を受け整直した姿勢を維持しているために，姿勢が悪い場合や舌骨上筋群を支持する下顎骨の安定性が不良であれば（無歯顎，顎関節症，不正咬合など），その機能に障害を起こすことになる．

つまり，下顎が変位すると，それに連動して身体の平衡を保とうとすることで，無意識のうちに偏った体軸で重心をとることになる．その結果，全身の

筋肉の不調和な過緊張や骨盤のゆがみ，そして脊椎のS字状湾曲などを引き起こすことも考えられる．

姿勢や頭位，顎位の不調和などの顎口腔機能の異常と全身的要因とは少なからず影響を及ぼしあっていると考えられる[12-15]．

欠損が存在したり，歯列不正や不良補綴装置の影響で咬合支持領域が片側に偏った咬合ではその不安定さを増し，非支持側の顎関節に比べ支持側の顎関節部により大きな負担をかけることになる[16]．

さらに，咬合支持領域に左右片側性に偏りがあることは，顎位の不安定さを増加させるだけでなく頭位の不安定さも引き起こし，さらには体軸のバランスにまで影響を与えることになる[17]．

4．咀嚼筋のストリッピング（図5）

筋膜トリガーポイントマッサージ療法の顎関節症をともなう歯科領域への応用について，開口障害に対しても積極的な適応により治療効果が向上するという報告もある[19]．また，深部マッサージは慢性筋膜性疼痛の軽減と筋機能の正常化の効果が高い[20]．

圧痛のある咀嚼筋に十分な強さと時間をかけて持続的な圧迫を手指により加える深部マッサージ（ストリッピング）は，手指によりゆっくりと深く加えられるマッサージで，ゆっくりした速度で筋の走行方向に添って圧を加えながら手指を移動させる．

筋膜性疼痛の鎮痛，除痛のために，トリガーポイントを不活性化させる治療法として，筋膜トリガーポイントのストリッピングは比較的簡単にでき有効な方法である．

具体的には，**図5**に挙げるように，手指を使用して患部に直接的に触れ処置を行う．患者が痛くない程度で患部をゆっくり触知しながら行っていくと，柔らかく緩んだ状態を触知することができる．

5．機能回復と顔面頭蓋のゆがみの調整（図6）

歯科において，頭蓋骨に対する力学的な研究は歯科矯正学[21]，口腔外科学[22]などの立場からの報告がある．

頭蓋骨表面のひずみ分布パターンは噛みしめ側により有意に影響を受けている．とくに咬筋の起始部である側頭骨頬骨突起と頬骨外側面，側頭面観における前頭骨，頭頂骨，側頭骨で影響が大きい[23]．

Letzerら[24]は正面セファログラムで，顎顔面領域の左右構造物の対称性について調べた結果，理想的咬合状態にあるケースでは，全体に部分的非対称が認められたのに比べ，有意に対称であったと報告している．

後天的に生じる下顎位の変位や咬合の不調和が長期にわたると，下顎頭や下顎骨全体にかかる機能時の咀嚼筋による負荷に不調和を生じ，結果として構造的非対称な状態へと変化しやすい．

Fuentesら[25]は先天的要因や器質的変化がある非対称症例では，外科的矯正治療の適応症となる可能性が高いが，機能性変位咬合など後天的要因が主体と考えられる症例では，構造的変位が顕在化する前に積極的に対処することが望ましいと考えられると述べている．

頭部の骨格は15種23個の骨が複雑に連結し，これらの骨をまとめて頭蓋という．頭蓋は，脳を保護する役割をもつ脳頭蓋と顎顔面領域を構成する顔面頭蓋に分けられる．大部分の骨は線維性に結合している（縫合）（**図7，8**）．

咀嚼筋のストリッピング

茎突舌骨筋のストリッピング

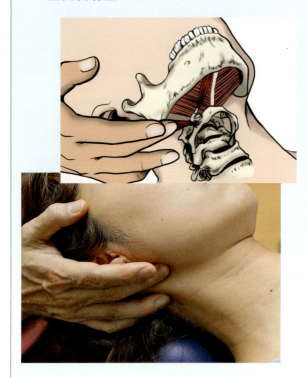

胸鎖乳突筋の圧迫による過緊張のリリース

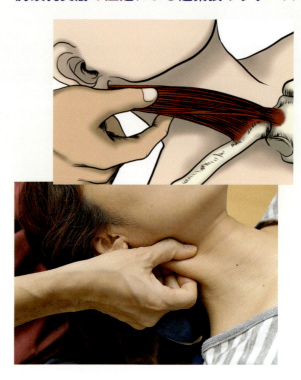

広頸筋のストレッチ

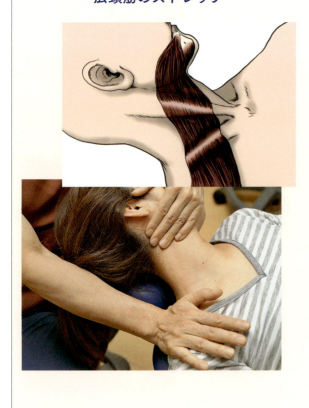

顎二腹筋のストリッピング

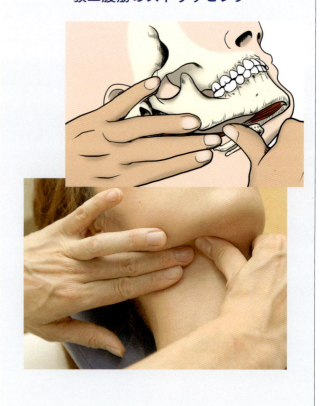

図5　咀嚼筋のストリッピング．

機能回復と顔面頭蓋のゆがみの調整

頭頂骨の調整

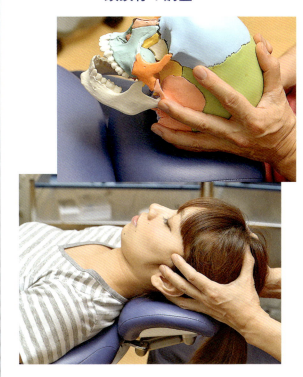

側頭骨の調整

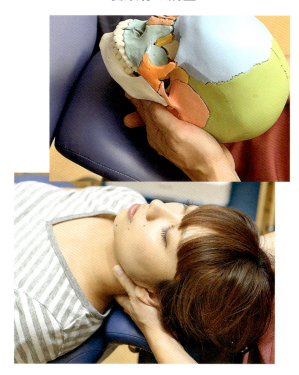

前頭骨と蝶形骨の調整

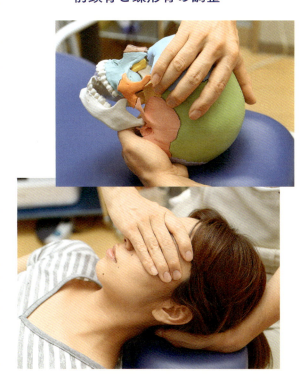

前頭骨，蝶形骨（小翼）の調整

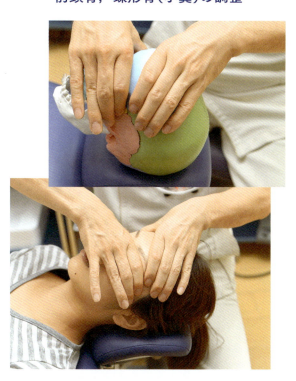

図6 機能回復と顔面頭蓋のゆがみの調整．

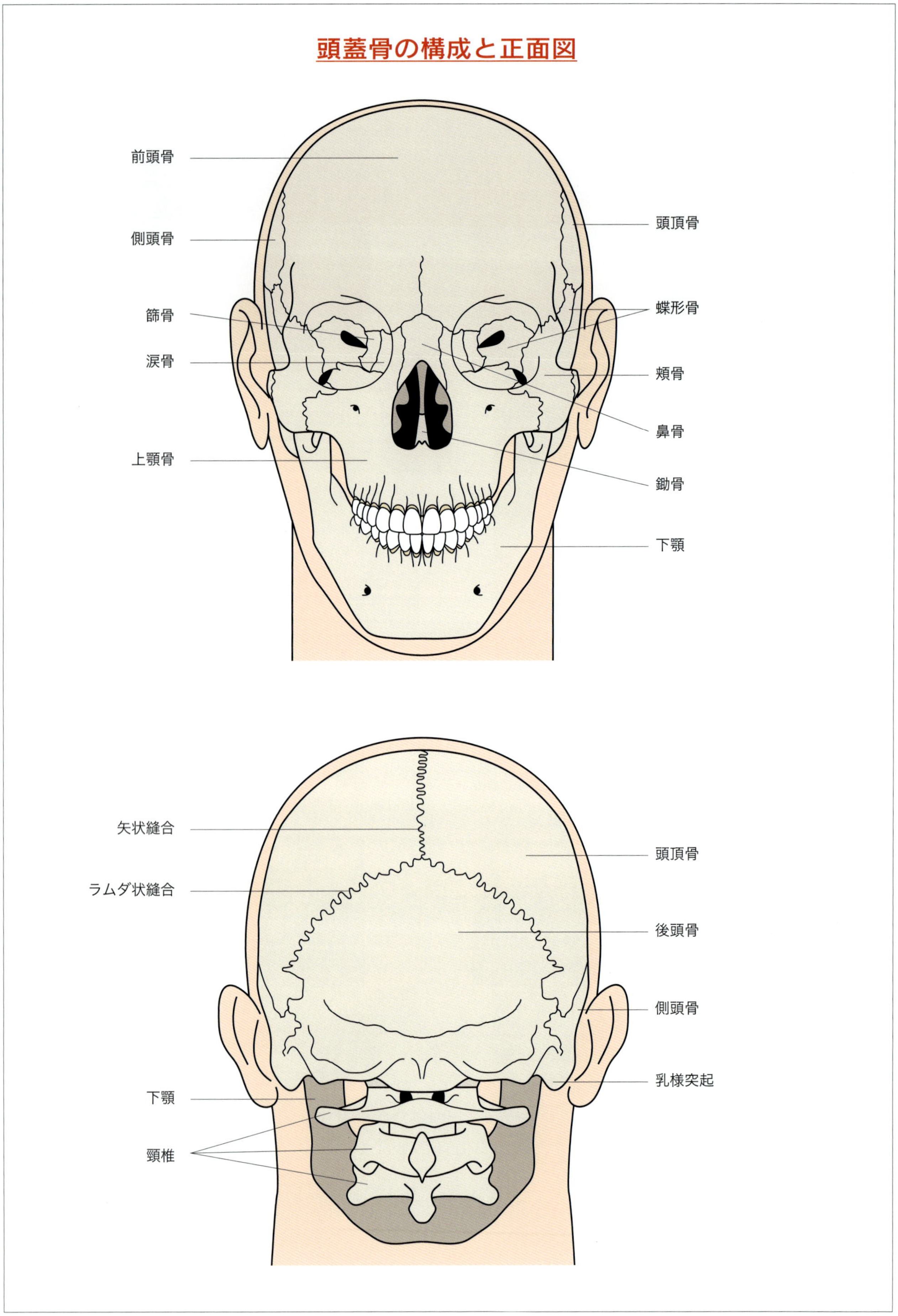

頭蓋骨の構成と正面図

前頭骨
側頭骨
篩骨
涙骨
上顎骨

頭頂骨
蝶形骨
頬骨
鼻骨
鋤骨
下顎

矢状縫合
ラムダ状縫合

頭頂骨
後頭骨
側頭骨
乳様突起

下顎
頸椎

図7 頭蓋骨の構成と正面図.

CHAPTER 6 顔面頭蓋と顎位の関係を理解すれば臨床がわかる

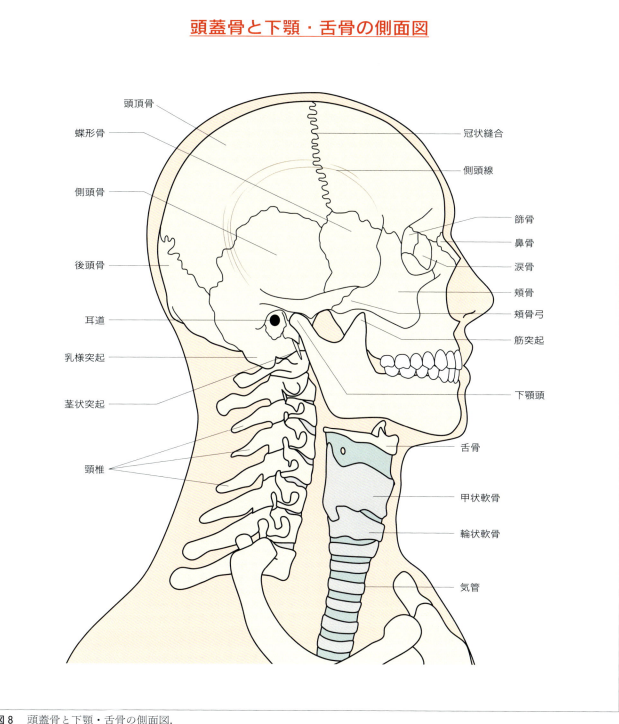

図8 頭蓋骨と下顎・舌骨の側面図.

> **POINT　下顎位と姿勢，顔のゆがみは密接に関係している**
>
> 　片側性臼歯部欠損や臼歯部の支持を失っている場合に，下顎位の変位が見られるケースがある．このようなケースでは，咀嚼筋の不調和な過緊張と頭蓋骨のゆがみを内在している場合がある．咬合再構築を行う場合，これらを解消した後に咬合の調和を図る必要がある．

2　顔面頭蓋のゆがみと顎位は密接に関係する

　全顎的な欠損補綴治療を行う場合，咀嚼筋群や顎関節，歯周組織に大きな影響を及ぼす咬合力の生理的な力のメカニズムを，さらには矯正，補綴治療によって生じる生体力学的な反応を理解しておくことが重要である．

　顔面頭蓋と頭蓋骨は咬合力，咀嚼力および矯正力に対して，蝶形骨体部を中心として生理的機能的に調和を保っている．頭蓋は，15種23個の頭蓋骨（耳小骨を含めると29）で構成されていて，100以上の縫合により結合している．頭蓋骨の縫合はわずかな可動性をもっており，力の作用や圧力により微小な運動をするといわれていて，呼吸や咀嚼によって屈曲と伸展を繰り返していると考えられている[26,27]．また，頭蓋骨内での縫合は，頭蓋骨内での荷重に対する影響を最適化するとの報告もある[28]．さらに，骨縫合は生力学的な外力や呼吸に呼応してつねに運動していて，関節様作用によって連結している骨の動きを調節している[29,30]（図9，10）．

　なお，実際に女性2人のマッサージ前後の状態をみてほしい（**図11，12**）．いかに顔面頭蓋のゆがみと顎位は密接に関係しているのか，そしてセンシティブなものなのかがわかるだろう．

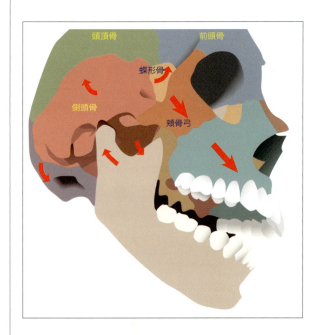

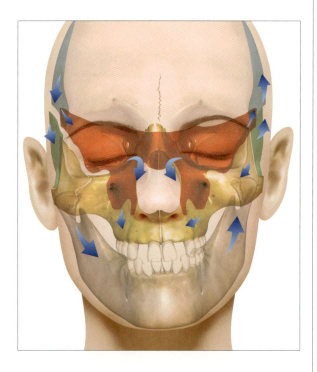

図9　骨縫合は，生力学的な外力や呼吸に呼応してつねに運動していて，関節様作用によって連結している骨の動きを調節している．下顎の後遠心への移動，側頭骨の内側回転，上顎骨の前方回転，蝶形骨の伸展，頬骨の前下方回転をする．

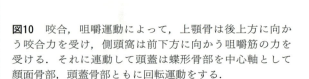

図10　咬合，咀嚼運動によって，上顎骨は後上方に向かう咬合力を受け，側頭窩は前下方に向かう咀嚼筋の力を受ける．それに連動して頭蓋は蝶形骨部を中心軸として顔面骨部，頭蓋骨部ともに回転運動をする．

図9，10　顔面頭蓋のゆがみと顎位．

CHAPTER 6　顔面頭蓋と顎位の関係を理解すれば臨床がわかる

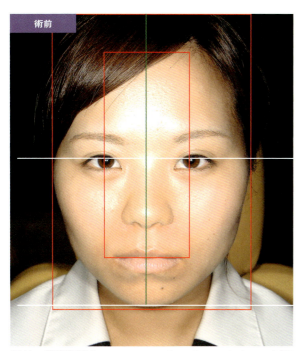
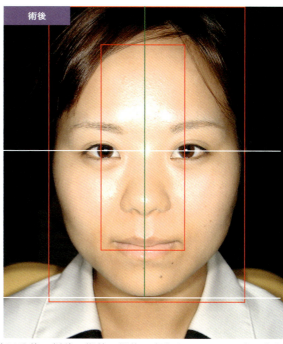

図11　頭蓋調整とニューロマスキュラーセラピーの応用による約30分後の顔貌の術前・術後の変化を示す．この時，患者に「噛み合わせが変わった」との認識が認められた．

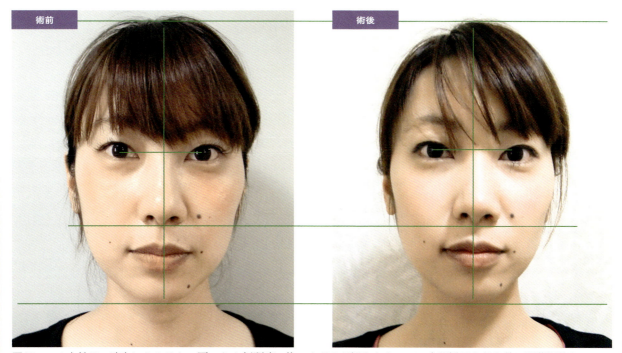

図12　この女性は，咬合によるひどい肩こりや偏頭痛，体のゆがみが疑われたので，全顎矯正を行う前に頭蓋調整とニューロマスキュラーセラピーを行いながらスプリント療法による診断を行った．1週間後の術前・術後の顔貌を示す．症状も緩和されたので，矯正治療に移行した．

図11, 12　頭蓋調整による顔貌の変化．

3　頭蓋骨のゆがみと顎位，顔貌の関係とその生体反応

1. 頭蓋骨のゆがみと顎位

　咬合に起因すると思われる咀嚼筋の機能障害は，自覚症状として TMJ における疼痛，機能障害，クリック音や雑音などがあるが，客観的には下顎位のズレのみにとどまらず，顔貌のゆがみからも見て取られることがある．これは左右咀嚼筋の不調和のある緊張状態によるものだけでなく，顎位のズレが頭蓋の調和を損なっている可能性があることを示唆させる．

　また，筋肉の痛みを和らげる科学的なアプローチで，筋肉の脊髄反射メカニズムやトリガーポイントによる神経筋反射メカニズムに基づき，筋膜や筋のバランスを評価，調整し，痛みや機能障害を回復させるニューロマスキュラーセラピー（神経筋療法）を応用した咬合治療も Jankelson[31] によって提唱されているが，補綴治療において患者にとって適正な顎位を決定するにあたり，これら頭蓋のゆがみも考慮しておく必要があると考える[31〜33]．

　しかしながら，咬合や顎位のズレから生じる咀嚼筋群，顎関節部にある外側靱帯，蝶下顎靱帯，茎突下顎靱帯の影響に対する報告は多数見られるが，顎骨のひずみや，それに随伴すると考えられる頭蓋骨部の力学的変化と顔面頭蓋骨の力学的変化との関連性についての研究はほとんどみられない．

　欠損補綴治療において，とくに注意しておかなくてはならない顎関節および全身に悪影響を及ぼしやすい咬合状態として，以下の項目が挙げられる．
①不正咬合や，不良補綴物の装着などによる顎位のズレ
②Ⅱ級2類咬合による下顎後退位
③臼歯部の咬合支持を喪失したことによる咬合高径の低下

　咬合，咀嚼運動によって上顎骨は後上方に向かう咬合力を受け，側頭窩は前下方に向かう咀嚼筋の力を受ける．この咬合力と咀嚼筋筋力に対して，頭蓋は蝶形骨部を中心軸として，その顔面骨部は上方に，頭蓋骨部は下方へ回転する．そして，咬合，咀嚼運動時に頭蓋に生じるこの2つの力が蝶形骨部で平衡を保っている（図9）[34〜36]．

　上顎歯列に側方拡大力を加えると歯は頬側方向に傾斜するが，拡大力をさらに大きくすると左右の上顎骨は蝶形骨を軸として上方へ回転する．拡大力によるこの変化は，蝶形骨によって頭蓋骨部に伝達され，頭蓋骨体の下方への回転が引き起こされる．したがって，正中口蓋縫合の離開だけではなく矢状縫合の離開も生じる（図9，13）．逆に，側方縮小力を上顎歯列に与えると，頭蓋は側方拡大とは正反対の力学的反応を示す[36]．

　ここで，欠損歯列を考えてみると，欠損に至るまでの歴史やその原因，それにともなう歯の移動や摩耗，そしてどのくらいの期間その状態であったのかを把握して顎位と顔貌の診査を行うことが重要である．また，顎関節の解剖学的形態も顎位の診査およ

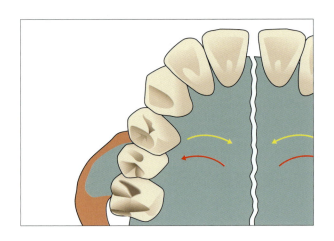

図13　上顎歯列に側方拡大力が加わると歯は頬側方向に傾斜するが，拡大力をさらに大きくすると左右の上顎骨は蝶形骨を軸として上方へ回転する．逆に側方縮小力を上顎歯列に与えると頭蓋は側方拡大とは正反対の力学的反応を示す．

> **症例1** 歯列矯正で，顎位と顔貌が大きく改善された症例

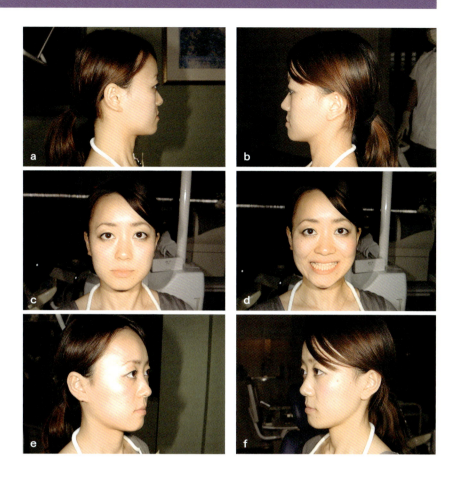

図14a～f　術前の顔貌写真．

びどのような咬合を付与するかにおいて，とても重要になってくる．

下顎位の決定には，いくつかの方法が提案されている．垂直的顎間関係の決定には，形態学的決定法（顔面計測，顔貌の特徴等）と機能的決定法（下顎安静位，発語時の下顎位，嚥下位の利用，最大咬合力計測法など）があり，水平的下顎位の決定方法では習慣性閉口路利用法，ゴシックアーチ描記法，筋の触診法，下顎頭の触診法，Walkhoff 小球利用法，嚥下運動利用法，頭部後傾法がある[37]．

また，Dawson による術者の両手で下顎頭を下顎窩の最上方に誘導するバイラテラルマニピュレーション法[31]を用いる方法なども提唱されているが，頭蓋との関係についての報告はほとんどない．全顎的な咬合再構成を実施する際の下顎位，治療的咬合（Therapeutic Acclusion）は，患者にとって快適で機能的，審美的に満足できるもので，決定された顎位が長期的変化せずに安定していることが必要である．

各頭蓋骨間は，軟骨結合とわずかな結合組織による縫合で成り立っている．また，頭蓋冠縫合は加齢とともに消失していく．頭蓋の内面では30～40歳で消失し，外面では約10年程遅れて消失する．

そのため，頭蓋骨は各骨が可動性をもった縫合部を境に柔軟性をもった自動運動を行っている．呼吸時にさえ，わずかに変位している．

咀嚼筋による咬合機能力は，顎関節を介し，側頭骨，頬骨，蝶形骨，後頭骨へと伝えられる．顎関節内での下顎頭の後方変位は，側頭骨の外方回転変位を示し，蝶形骨底部の屈曲とも関連している．

2．[症例1]：歯列矯正で，顎位と顔貌が大きく改善された症例（図14～20）

患者：29歳，女性．顔のゆがみを主訴に来院した．歯周組織検査より，歯周病には罹患していないことで，姿勢改善指導を行いながら矯正治療を行った．その間，毎日10回の開口運動を実行してもらい，3

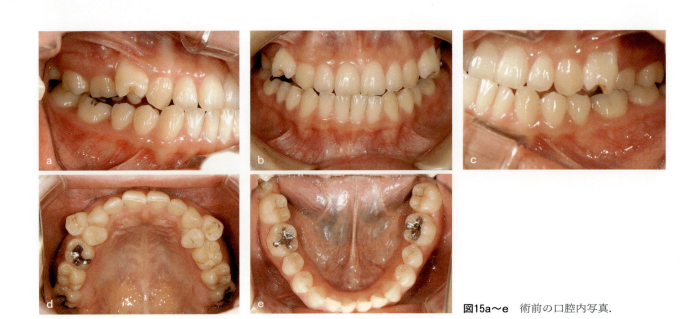

図15a〜e　術前の口腔内写真.

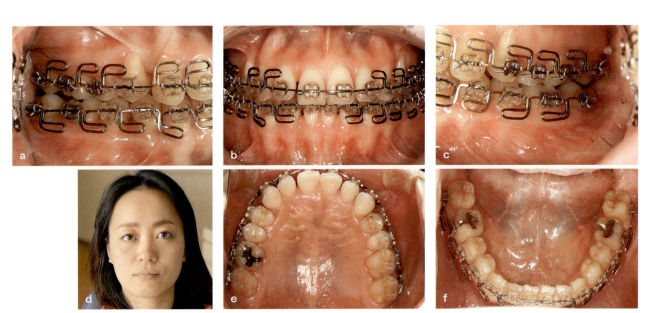

図16a〜f　マルチワイヤーテクニックで歯列拡大矯正を行った.

> **POINT**
>
> ### 歯列不正からくる顎位のズレと顔貌のゆがみ，姿勢の関係は互いに密に影響
>
> 　歯列不正からくる顎位のズレと顔貌のゆがみ，姿勢の関係は互いに密に影響し合っていることがわかる症例である．歯列矯正だけでも，姿勢改善や理学療法だけでも，このような結果を導き出すことはできないであろう．このような症例のように咬合関係と全身，お互いが影響し合っている以上，それぞれの悪い要因を解決していきながら治療を進めなければ，最良の結果は得られないであろう．

CHAPTER 6　顔面頭蓋と顎位の関係を理解すれば臨床がわかる

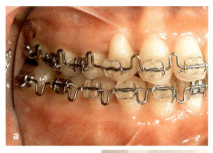
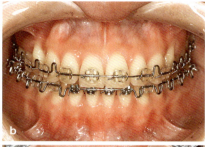
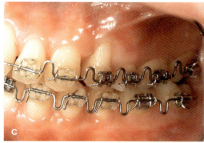
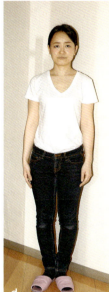
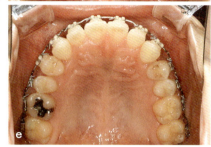
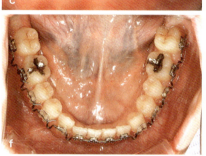

図17a〜f　マルチワイヤーをガムメタルに変え，頭蓋骨のゆがみと姿勢矯正をしながら，毎日10回の大きな開閉運動をしてもらい，咀嚼筋群の不調和な緊張を緩和していった．

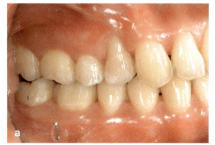
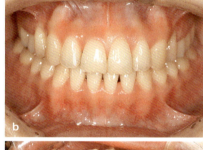
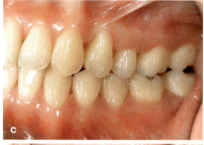
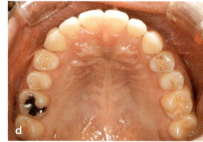
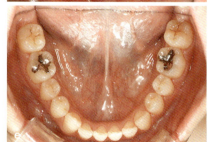

図18a〜e　治療終了後の口腔内写真．

年後に矯正治療を終了した．その後，毎日10回の開口運動と日常での姿勢指導を行いながら，経過を観察した．顔貌のゆがみも大きく改善された．正面観の左右のゆがみも改善され，術前術後の側方観を比較すると中顔面の陥凹も大きく改善された．

この症例では，成人矯正ではあったが，歯周病に罹患していなかったために，ダイナミックな歯の移動が可能になった．

191

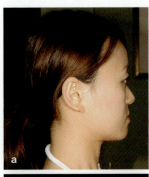
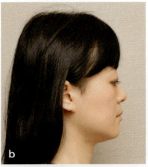
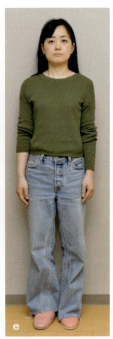
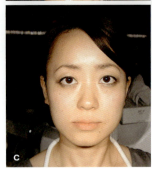
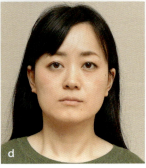

図19a〜e 治療終了後の顔貌と全身写真．術前に比べ，顔のゆがみ，姿勢のゆがみも大きく改善された．

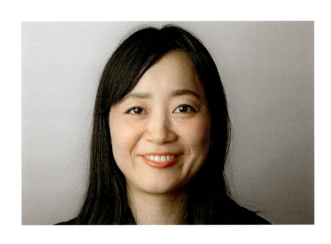

図20 治療終了後1年の表情．調和のとれた健康な表情が見て取れる．

> **本症例のまとめ**
>
> 顔のゆがみを主訴に来院した患者に，頭蓋骨のゆがみの調整と姿勢改善，毎日10回の大きな開閉運動をしてもらい，咀嚼筋群の不調和な緊張を緩和しながら矯正治療を行った．3年後，顔貌のゆがみも大きく改善された．

CHAPTER 6 顔面頭蓋と顎位の関係を理解すれば臨床がわかる

> **症例2** 咬合治療により顎位と顔貌のゆがみを改善した症例

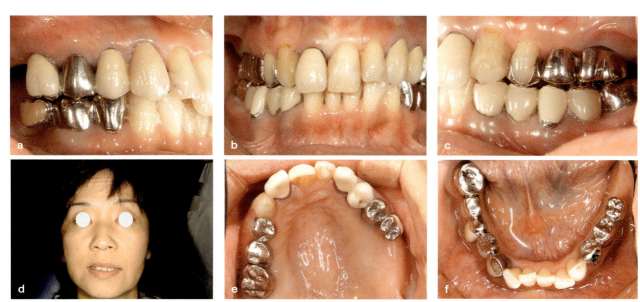

図21a〜f　術前の口腔内写真と顔貌写真．正中のズレと顔貌のゆがみが認められる．

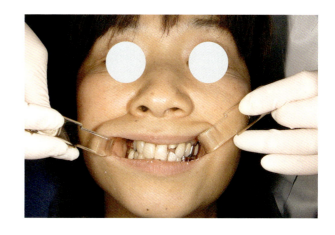

図22　上顎前歯部の正中が右側に大きくずれているのが見て取れる．

3．[症例2]：咬合治療により顎位と顔貌のゆがみを改善した症例 (図21〜32)

視診から上顔貌写真で，以下のことがわかる．
①右側の眼が小さく，眉も右側が下がっている
②右側鼻孔が左側より大きく，鼻も右に変位している
③右側頬骨は左側に比べ，より低位に位置している
④首は右側に傾いている
⑤口唇は右側に上がっている
　診断を以下にまとめる．
①前頭骨の右側内方変位
②下顎の右側後上方変位とそれにともなう右側側頭骨の外方回転変位
③右側蝶形骨底部の屈曲
④右側上顎骨の外側回転

　つまり下顎は，顔貌のゆがみに大きく影響しているため，咬合関係や顎位を適正な位置に誘導することで，顔面頭蓋全体に良好な効果を得ることが可能になる．

　下顎骨は，閉口筋，開口筋により三次元的顎運動が司られる．閉口運動にかかわる筋として，咬筋，側頭筋，外側翼突筋，内側翼突筋，そして開口運動にかかわる筋として顎舌骨筋，オトガイ舌骨筋，顎二腹筋，外側翼突筋が挙げられる．そして閉口時における下顎の停止位置は歯列および咬合関係で，そ

193

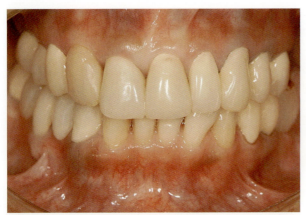

図23 スプリント治療で顎位の安定を図り，プロビジョナルレストレーションを装着した．

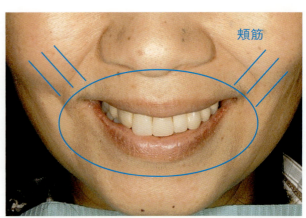

図24 患者は矯正治療を受け入れてくれなかったので，補綴治療の範囲で口腔機能の調和を図ることにした．スマイル写真からも，初診時の顔貌の不調和は，ある程度の改善が認められる．

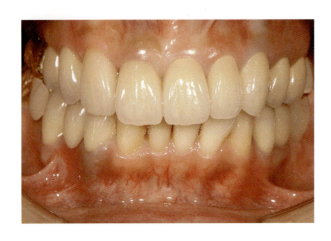

図25 最終補綴装置装着時の口腔内写真．矯正治療を行わなかったことと，2|欠損のため，1|1 の正中を顔貌の正中に合わせることはできなかったが，全体としての調和は図ることができた．

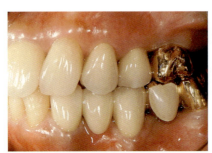

図26 最終補綴装置装着後の左側側方面観．

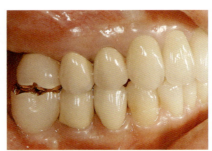

図27 最終補綴装置装着後の右側側方面観．

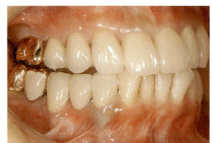

図28 最終補綴装置装着後の右側側方運動時．ガイダンスは犬歯誘導とした．

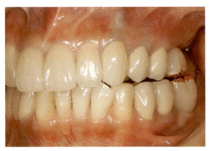

図29 最終補綴装置装着後の左側側方運動時．ガイダンスは犬歯誘導とした．

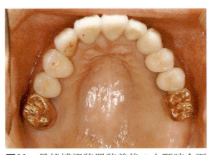

図30 最終補綴装置装着後の上顎咬合面観．

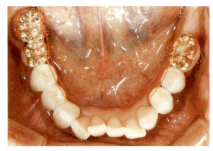

図31 最終的補綴装置装着後の下顎咬合面観．

CHAPTER 6　顔面頭蓋と顎位の関係を理解すれば臨床がわかる

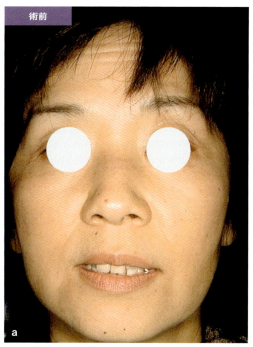
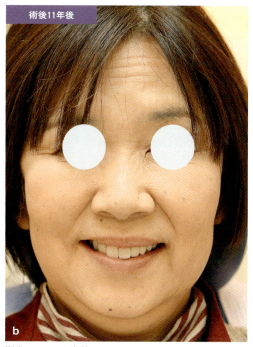

図32a, b　術前と術後11年後の顔貌写真．顔貌のゆがみは改善され，健康的で調和のとれた表情が見て取れる．

POINT　矯正治療ができない場合は補綴治療のみで口腔機能の調和を図る

　本症例のように矯正治療ができない場合，あるいは部分矯正でしか対応できない場合は，補綴治療のみで口腔機能の調和を図る必要がある．その場合においても，顎関節，適正な下顎位の診断および顔貌，姿勢のゆがみがあるかどうかの診査が重要になってくる．そのうえで，必要であればスプリント治療による適正な顎位の模索と，プロビジョナルレストレーションによる注意深い観察が必要条件になる．

本症例のまとめ

　本症例の場合，上顎前歯部の正中が右側に大きくずれていた．下顎位は，顔貌のゆがみに大きく影響しているため，咬合関係や顎位を適正な位置に誘導することで，顔面頭蓋全体に良好な効果を得ることが可能になる．術前と11年後の顔貌写真の比較からも，顎位のズレと顔面頭蓋のゆがみは密接に関係してることがわかる．

の位置が決定される．そのため，顎位のズレと顔面頭蓋のゆがみは密接に関係している．
　これらのことから，とくに多数歯欠損に顎位がずれたままインプラントによる連結補綴を行うと，顎関節症や上部構造の破損，インプラント周囲骨吸収，アバットメントのねじの緩みなどさまざまなトラブルを引き起こす原因となるばかりでなく，頭蓋骨のゆがみが解消されない状態が起こってしまう危険性があることに注意が必要である．

診査　　全身状態，年齢

姿勢	**全身の規格写真**

まっすぐ歩けているか？　左右対称か？　年齢も考慮に入れたうえで，生理的に調和がとれているか？

顔貌	**顔貌の規格写真**

健康的で，左右調和のとれた顔貌か

生理的下顎位， 咬合関係，顎関節	**咬合器に装着した模型で分析，CBCT，MRI** **パノラマエックス線写真，セファログラム**

正中のズレ，咬合力

正中の診断

上顎の正中を診断する際，上顎の変化しにくい基準部位として以下の 3 点が挙げられる．
①蝶形骨水平板と口蓋，歯槽骨の接合部であるハミュラーノッチ部
②切歯乳頭部
③口蓋正中縫合部

歯列	**パノラマエックス線写真，スタディモデル，口腔内写真**

歯列不正，欠損の状態

歯周組織	**歯周組織検査，デンタルエックス線写真，場合によって CBCT，口腔内写真**

骨欠損

歯	**デンタルエックス線写真，場合によって CBCT**

う蝕，根尖病変の有無，Tooth Performance

図33　全顎治療を行う際の必要な診査項目．

4．口腔だけでなく患者全体をみることが重要

　咬合と全身の関係についてこれまで述べてきた．実際の臨床では，歯列不正，う蝕，歯周病，根尖病変，欠損，顎関節症などの病態が複雑に絡み合ったなかで，患者の主訴の改善とそれに必要な診査，診断を行わなければならない．それでも，いきなり患者の口腔内だけを見るのではなく，歩いてくるときの姿勢，表情をさりげなく観察しておくことも大切である．問診を行う際も，患者の顔を見ながら，顔貌の調和，表情などから全体をみる目を持つことが重要である．その後，ナラティブな視点から，これまでの歯科的既往歴，咬合関係の不調和を引き起こした原因とその経緯をある程度把握しておく必要が

ある．そして，患者の主訴，健康状態，年齢，歯科的価値観を理解したうえで，患者の現在の状態と理想的治療方法を説明する（**図33**）

　そのうえで，患者の治療ゴールのイメージ，治療費，治療期間，生涯治療費もふまえたうえでの治療戦略，審美的価値観や希望を理解し，治療計画を立案する．当然ながら，治療内容によって，必要な診査項目は変わってくる．

　ここで大切なことは，つねに患者の全体像を見て，顔貌，表情，口腔内，咬合，そして歯という風に目を向ける習慣をつけておくことが大切である．次に，患者の希望を聞き，患者の価値観を把握したうえで，治療結果のイメージを共有し，患者にとって最善の治療方法を選択していくことが肝要である（**図34**）．

治療計画

① う蝕治療，歯内治療
　う蝕の程度，根尖病変の状態

② 歯周治療　　　　　　　　　← Tooth performance の診断
　歯周初期治療，歯周外科，歯周再生治療

③ 歯列矯正　　　　　　　　　← 姿勢矯正，頭蓋調整，ニューロマスキュラー
　矯正治療の有無

④ 咬合治療　　　　　　　　　← スプリント治療
　顎関節症や顎位のズレが疑われる場合

⑤ 欠損治療　　　　　　　　　← プロビジョナルレストレーション
　義歯かブリッジまたはインプラントか

⑥ 補綴治療

⑦ メインテナンス

図34　全顎的な歯周補綴治療を行う際の治療計画.

5．［症例3］：頭蓋骨の生理学的調和を考慮したアプローチが治療結果を大きく左右したケース（図35〜50）

　患者：53歳，女性．3 2 部の歯肉が腫れて痛いことを主訴に来院した．デンタルエックス線写真から2 は欠損，3 は埋伏しており，う蝕が認められる．また，口腔内全体を診てみると，5 6 7 欠損で，下顎左側臼歯部歯列の舌側傾斜，上顎歯列のゆがみが認められる．1 1 間は，上顎の正中より右側に約半歯ずれていた．口蓋部よりう蝕に罹患した3 の埋伏歯が認められた．それに起因すると思われる顔貌のゆがみも見られる．軽度〜中等度の歯周炎も呈する．

　デンタルエックス線写真より6 7 は歯根破折，3 の埋伏歯，5 4 1，1 2 4，5 4 2 1，2 3 4 に根尖病変が認められた．また，顎位も左側に大きくずれており，咬合高径の低下も疑われた．それに起因すると思われる顔貌のゆがみも見られた．全身的には体のゆがみと定期的にくる強い肩こり，腰痛，偏頭痛もあるとのことだった．患者とのカウンセリングを行い，顔貌および姿勢のゆがみは現在の咬合状態が原因の可能性があるが，これらの症状がすべて口腔内の補綴治療で治るか否かはわからないことを理解してもらい，生体に調和した顎位での咬合再構築も目的とした欠損補綴治療を行う計画に納得，同意してもらったうえで治療を開始した．

　4，4 5 6 7 は歯根破折のため抜歯した．5 4 および4 は Tooth Performance も低く，安定した長期予後が望めないため，患者の同意のもとに抜歯した．

　欠損補綴においては可撤性補綴装置ではなく，患者がインプラント治療を希望されたので CBCT を撮影し，口蓋部に埋伏している3 の位置の確認，欠損部の骨量の診断を行った．

　3 の抜歯後唇側および口蓋側の骨欠損が大きくなることが予想されたため，抜歯後軟組織の治癒を待ち，その後に軟組織の増大処置として結合組織移植術を行った．その後，チタンメッシュを利用した GBR を行った．

　治癒期間中に頭蓋調整とスプリント治療によって顎位を模索し，咬合の安定を待ってプロビジョナルレストレーションを参考に Straumann 社の

症例3 頭蓋骨の生理学的調和を考慮したアプローチが治療結果を大きく左右したケース

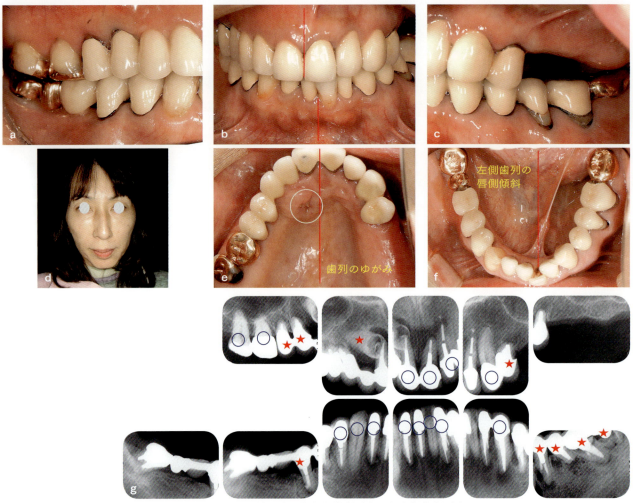

図35a〜g　初診時の口腔内およびデンタルエックス線写真．抜歯部位（★印）と保存部位（○印）．

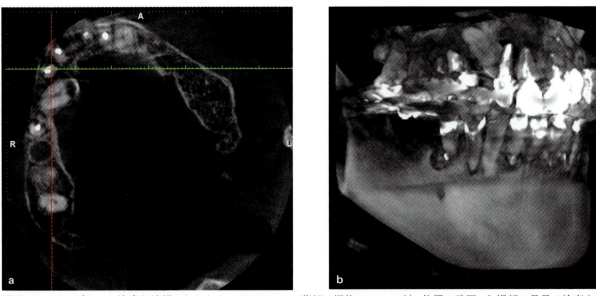

図36a, b　インプラント治療を希望されたため，CBCTにて口蓋部に埋伏している 3| の位置の確認，欠損部の骨量の検査を行う．

198

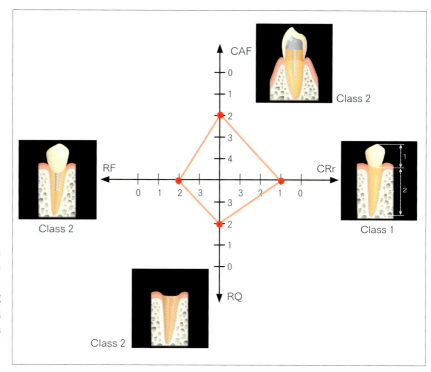

図37a 1|1 2 のTooth Performanceの評価結果. 1|1 2は，失活歯で歯根幅の1/3幅ほどのメタルコアが装着されており，中等度歯周病で歯槽骨の吸収は認められるも補綴治療後の歯冠-歯根長比は，1:2ほどある．フェルールは3mm以上見込める．歯質はマイクロクラックは認められないが変色は見られる．

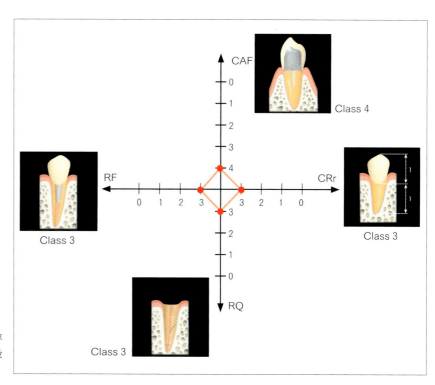

図37b 5 4|4 のTooth Performanceの評価結果. 5|4はすべての項目において最低の条件であった．

coDiagnostiX™ を利用したガイデッドサージェリーシステムにより，5 4 2|相当部および|4 相当部にStraumann®Bone Level Implants, |5 7相当部にStraumann®Soft Tissue Level Implants を埋入した．

左右臼歯部はサイナスフロアエレベーションも同時に行った．下顎左右臼歯部においても同様にサージカルガイドを使用し，|5|相当部，|5 6 相当部にStraumann®Bone Level Implants, 7 6|, |7相当部にStraumann®Soft Tissue Level Implants を埋入した．

治癒期間中に頭蓋調整とスプリント治療によって顎位の模索し，咬合の安定を待ってプロビジョナルレストレーションを参考にStraumann社のcoDiagnostiX™ を利用したガイデッドサージェ

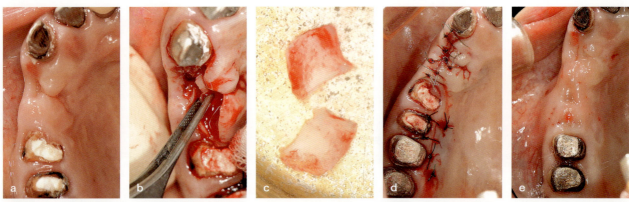

図38a～e　GBRを行う前に，結合組織移植を行い，ティッシュマネジメント．3|の埋伏歯の抜歯後，2 3|部にインプラント埋入手術を行うためには，GBRが必要と診断した(a, b)．GBRの際，弁の封鎖を確実に行うには十分な厚みの軟組織が必要になるために，抜歯後，結合組織移植を行った．右側口蓋部より採取した結合組織(c)．術直後(d)．5 4|抜歯後治癒を待ち，インプラント埋入手術前の歯肉の状態(e)．

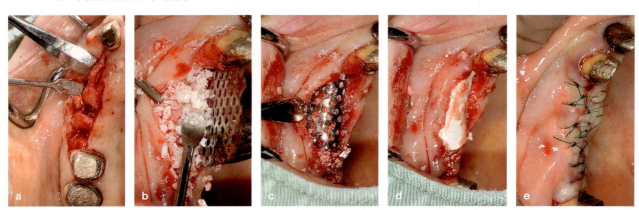

図39a～e　チタンメッシュを用い，GBRを行う．5 4 3 2|部にGBR手術時．フラップ弁を翻転すると予想どおりの骨形態で，インプラント同時埋入は不可能と診断しGBRのみを行うことにした(a)．自家骨と人工骨を混ぜたものを補填しチタンメッシュで形態付与を行い(b)，スクリューで固定した後(c)に，メンブレンを置いて骨膜縫合を行い(d)，歯肉弁を封鎖した(e)．

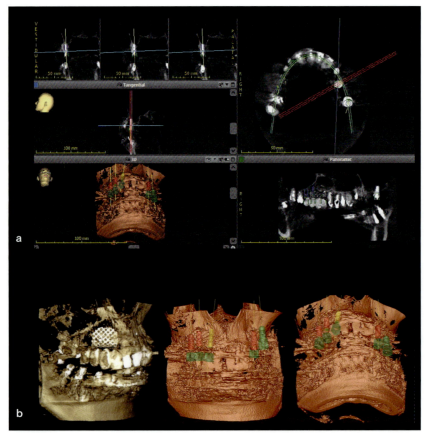

図40a, b　ガイデッドサージェリーシステムによる診断．将来，ボーンアンカードブリッジへの移行も考慮して埋入方向を設計する．

CHAPTER 6 顔面頭蓋と顎位の関係を理解すれば臨床がわかる

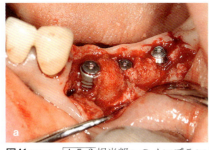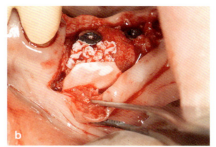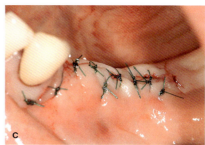

図41a〜c ｜4 5 6 相当部へのインプラント埋入一次外科手術.

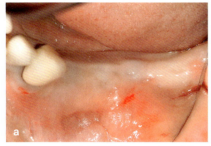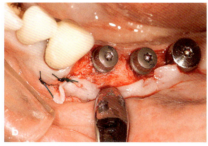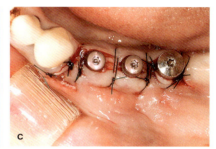

図42a〜c ｜4 5 6 相当部へのインプラント埋入二次外科手術.

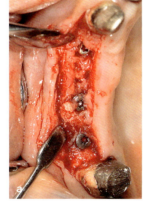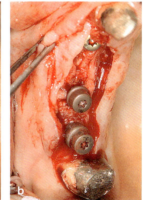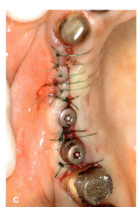

図43a 5 4 2｜部にインプラント埋入手術.
図43b, c 5 4 2｜部に埋入したインプラント二次手術.

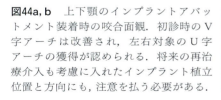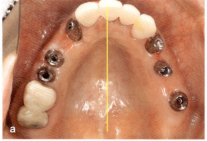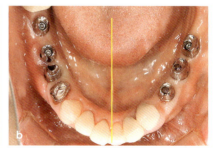

図44a, b 上下顎のインプラントアバットメント装着時の咬合面観. 初診時のV字アーチは改善され, 左右対象のU字アーチの獲得が認められる. 将来の再治療介入も考慮に入れたインプラント植立位置と方向にも, 注意を払う必要がある.

リーシステムにより, 5 4 2｜相当部および｜4 相当部に Straumann® Bone Level Implants, ｜5 7 相当部に Straumann® Soft Tissue Level Implants を埋入した.
　左右臼歯部はサイナスフロアエレベーションも同時に行った. 左右下顎臼歯部においても同様にサージカルガイドを使用し, ｜5 相当部, ｜5 6 相当部に Straumann® Bone Level Implants, 7 6｜, ｜7 相当部に Straumann® Soft Tissue Level Implants を埋入した.
　最終補綴装置製作においては, 顎位の安定を維持するべく, 咬頭嵌合位における緊密な接触状態の獲得に注意を払った. 術前, 術後の顔貌写真から目の

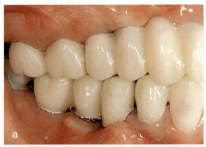
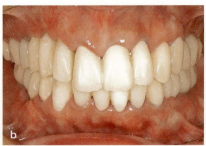
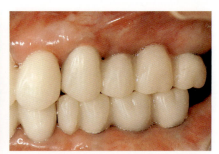
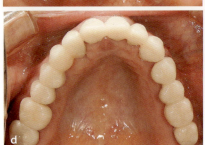
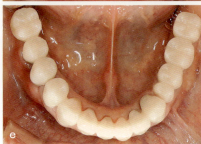

図45a〜e プロビジョナルレストレーション装着時．この状態で，頭蓋調整とニューロマスキュラーテクニックを応用しながらスプリント治療を行い，頭蓋骨のゆがみを修正しつつ生体に調和した安定した顎位を模索する．

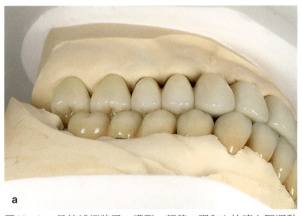
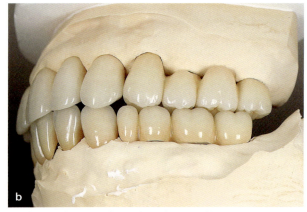

図46a, b 最終補綴装置の模型．顔貌の調和と快適な顎運動のできる顎位が決定された後，顎位の安定を維持するために咬頭嵌合位における緊密な接触状態を維持しておくことが必要である．

POINT 顎位の変位と顔貌のゆがみを改善した歯周インプラント補綴は緊密な咬合の維持が重要

　本ケースのように下顎位の変位と顔貌のゆがみが大きい場合，生体に調和した安定した顎位が決定されて顔貌に見られた不調和が改善され，快適に顎運動が行える顎位での補綴装置が製作できたとしても，その状態を維持するためには咬頭嵌合位における緊密な咬合接触を維持しておくことが重要である．

位置も左右対称になり，鼻筋のゆがみも改善されたのが認められる．治療終了後患者が，「もちろんよく噛めて審美的にもとても満足していますが，まさか歯の治療で顔のゆがみもとれ，色々とあった不定愁訴もほとんど解消したことにとても驚いているとともに感謝しています」との嬉しいお言葉をいただいた時，歯科医療に全力で携わってきてよかったと心から思った．

CHAPTER 6　顔面頭蓋と顎位の関係を理解すれば臨床がわかる

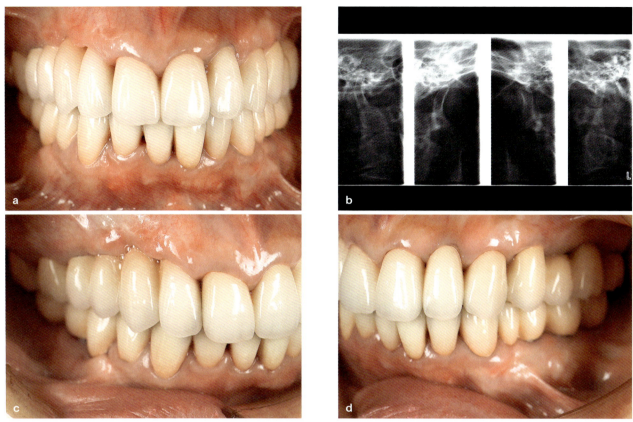

図47a〜d　最終補綴装置装着時の口腔内写真および顎関節部のエックス線写真（技工担当・兒玉邦成〔田中ひでき歯科クリニック〕）．

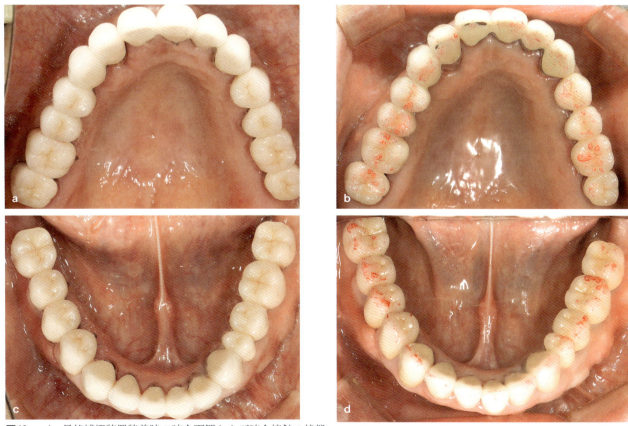

図48a〜d　最終補綴装置装着時の咬合面観および咬合接触の状態．

203

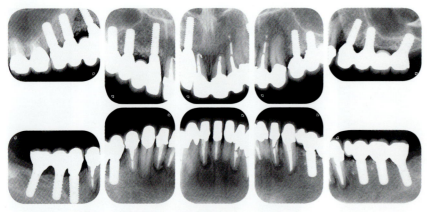

図49 最終補綴装置装着時のデンタルエックス線写真.

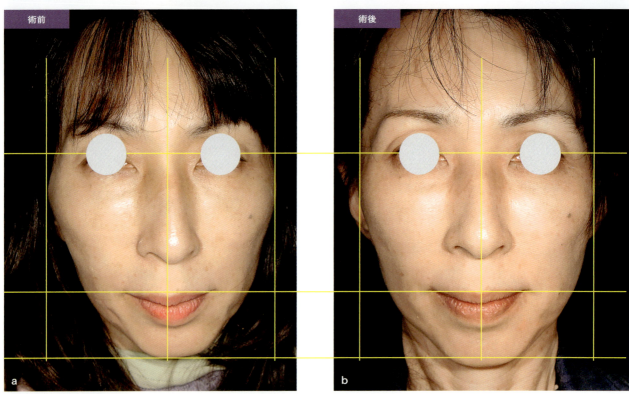

図50a, b 術前・術後の顔貌の比較. 術前の顔貌写真から, 下顎位は左側に変位し, 左目が下り, 鼻も左側に変位していた. 術後の顔貌写真からは, 目の位置も左右対称になり, 鼻筋のゆがみも改善されていることが認められる.

本症例のまとめ

　欠損補綴において, 患者にとって快適で機能的, 審美的に満足できるもので, 決定された顎位が長期的に変化せずに安定していることとはどういう状態なのか. 生体は呼吸を含め, 身体のさまざまな外力に対して調和を図る機構を備えている.

　本症例のように顎位のズレ, 歯列不正, さらに顔貌のゆがみなどが認められる場合は, 咬合の影響による頭蓋骨の生力学的に不調和な状態が持続的に存在している可能性がある. 咀嚼筋群の過緊張の緩和, 顎関節における調和のとれた顎位と頭蓋骨に内在しているゆがみが解放された状態での補綴治療による咬合の構築が理想であろう. これらをふまえたうえで, プロビジョナルレストレーションで顎位が安定し, その結果, 患者が快適で満足のいく状態を確認し, 最終補綴装置の製作に移行しなければならない. そして最終補綴装置は, 顎位の長期安定が図れる咬合面形態, および機能的, 審美的要件を満たさなければならない.

4 咬合が全身のバランスへ与える影響を認識しておくことが重要

　超高齢社会において，価値観とライフスタイルの多様化が進むなかで，患者が求める歯科医療の背景に，全身の健康と体のバランスに対する意識や食に対するこだわり，顔や口元に対する美意識の向上などの患者のニーズがある．これらのニーズに対して，今後の歯科医療は多角的に対応できなくてはならない．現在の一般歯科臨床の現場を見てみると，マイクロスコープを応用した外科処置や歯内治療，進化を続けるCAD/CAMや3Dプリンタの歯科応用，CBCTの進歩とそれらの連動，ジルコニアやe.maxに代表される補綴マテリアルや再生医療の進歩など，歯科医療の専門化と高度先進医療化が急速に進んでいる．

　しかしながら，人々が健康に充実した人生を送るために，歯科医療が本当の意味で医療のなかで重要な役割を担っていることを広く理解してもらうには至っていないように思われる．これからは全身的な視点からの歯科医療と専門医との強い連携が求められるのではなかろうか．そしてこのことが実現されれば，国民が質の良いライフスタイルを送るため，また健康寿命を延ばすための医療として，歯科医師が中心的な役割を果たすことができるだろう．

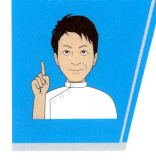

Dr. 田中秀樹の目

　咬合の不調和から顎位のズレが起こり，そこから顔面頭蓋のゆがみが顔貌のゆがみへ，さらには全身の健康と体のバランスに影響を及ぼすこともある．すなわち咬合の不調和が体のゆがみにつながり，それが肩こり，腰痛や不定愁訴の原因の一つになりうる．歯科治療において，口腔内疾患だけを診るのではなく，咬合が全身のバランスに悪影響を及ぼしていることもあることを認識して，診ていくことが重要である．

参考文献

1. 三枝英人．舌骨上筋群の解剖．耳展 2010；53（4）：246‐253.

2. 上田恭史，小西正一，仲谷江美子，奥田眞夫，高島史男，丸山剛郎．顎口腔機能異常者における頸椎の配列形態について．全身咬 1995；1（1）：89‐93.

3. 辻 清薫，矢谷博文，山下 敦．顎関節内障における全身姿勢の分析．補綴誌 1994；38（1）：1‐8.

4. 山形圭一郎，岡本千春，小椋幹記，ほか．顎関節症の経験をもつ青年男子の立位姿勢．西日矯歯誌 1996；41：43‐51.

5. Rocabado M. Biomechanical relationship of the cranial, cervical, and hyoid regions. J Craniomandibular Pract 1983；1（3）：61‐66.

6. Daly P, Preston CB, Evans WG.Postural response of the head to bite opening in adult males. Am J Orthod 1982；82（2）：157‐160.

7. 藍 稔．顎機能異常‐咬合からのアプローチ．東京：医歯薬出版，1983；159‐189.

8. 森 隆司，小野 積，服部正巳，川口豊造．咬頭嵌合位の様相と顎口腔系の機能について．下顎運動機能と EMG 論文集 1983；1：81‐86.

9. 森 隆司，甲藤克彦，川口豊造．顎機能に占める咬頭嵌合位の意義．下顎運動機能と EMG 論文集 1985；3：189‐194.

10. 岡田大蔵，三浦宏之，長谷川成男．上下顎臼歯の機能状態に関する研究：歯の三次元変位．補綴誌 1998；42（2）：279‐286.

11. 三枝英人．ヒト喉頭の比較解剖 ‐ヒトの声特有の問題‐．日医誌 2010；139（4）：803‐808.

12. House LR, Hall WP. Disease of the temporomandibular apparatus. In：Morgan DH, Hall WP, Vamvas SJ(eds). The ear, nose, and throat. St. Louis：Mosby, 1977；159‐167.

13. 田口喜一郎．身体動揺測定の進歩と臨床的意義．耳鼻臨床 1983；76（2）：133‐147.

14. 中村公雄，山内哲義，榎阪 朗，下総高次．顎関節症患者の統計的観察．補綴誌 1975；19（2）：232‐237.

15. 藍 稔．咀嚼システムの適応異常，文部省特定研究「咀嚼システムの基礎的研究」総括班編．咀嚼システムの形成と適応．東京：風人社，1988；267‐277.

16. 古屋元之．咬合力と咀嚼筋の筋放電との関係についての実験的研究(第2報)．左右側性の条件について．歯科学報 1984；84（8）：1367‐1422.

17. 安井利一．スポーツ選手の咬合状態に関する解析．J J Sports Sci 1992；11：371‐374.

18. 西原克成．顔の科学‐生命進化を顔で見る．東京：日本教文社，1996.

19. 原 節宏．疼痛を伴う開口障害に対する筋・筋膜マッサージ療法の即時効果．日本アンチエイジング歯会誌 2009；2：27‐32.

20. Okeson JP(著)．古屋英毅，波多野泰夫(監訳)．ベルの口腔顔面痛．痛みの診断と対処法．東京：クインテッセンス出版，1998.

21. 白井英俊，岩澤忠正．J‐hook type headgear 牽引による顔面頭蓋への影響に関する実験的研究‐ストレインゲージ法による研究‐．日大口腔科学 1990；16（2）：274‐293.

22. 尾上祐悦，前田憲昭，石川俊明，本田公亮，吉岡 済，堤 定実．顔面骨骨折に関する生体力学的研究‐第1報 静的荷重下の歪分布の計測‐．日口外誌 1987；33(10)：1932‐1937.

23. 林 幸男，中村一郎，宗 邦雄，難波夏生，小林喜平，立石哲也，兵藤行志．実験的に負荷した片側噛みしめ時の咀嚼筋張力と乾燥頭蓋骨に生じるひずみ分布．補綴誌 2000；44（2）：244‐253.

24. Letzer GM, Kronman JH. A posteroanterior cephalometric evaluation of craniofacial asymmetry. Angle Orthod 1967；37(3)：205‐211.

25. Fuentes MA, Opperman LA, Buschang P, Bellinger LL, Carlson DS, Hinton RJ. Lateral functional shift of the mandible: Part I. Effects on condylar cartilage thickness and proliferation. Am J Orthod Dentofacial Ortho 2003；123(2)：153‐159.

26. 小倉義郎，増田 游，三木正己，柴田四郎，植村恒義，山本芳孝．ホログラフィ干渉法による頭蓋骨振動様式の研究．Audiology Japan 1976；19：163‐167.

27. Sutherland AS, Wales AL. Teaching in the Science of Osteopathy. Portland：Rudra Press, 1990.

28. Maloul A, Fialkov J, Wagner D, Whyne CM. Characterization of craniofacial sutures using the finite element method. J Biomech 2014；47(1)：245‐252.

29. Markens IS, Oudhof HA. Morphological changes in the coronal suture after replantation. Acta Anat (Basel) 1980；107(3)：289‐296.

30. McElhaney JH, Fogle JL, Melvin JW, Haynes RR, Roberts VL, Alem NM. Mechanical properties on cranial bone. J Biomech 1970；3（5）：495‐511.

31. Jankelson B, Swain CW. Physiological Aspect of the masticatory muscle stimulation with the Myo-monitor. Chicago：Quinessennce Publishing, 1972.

32. Sanz Martin M. Review of the course on occlusion given by Professor Br. Bernard Jankelson, Madrid, June 10, 11, 12. Rev Esp Parad 1968；5（2）：101‐113.

33. Coy RE, Flocken JE, Adib F. Musculoskeletal etiology and therapy of craniomandibular pain and dysfunction. Cranio Clin Int 1991；1（2）：163‐173.

34. 岡 達．静的および動的荷重による人下顎骨表面の歪について．日本口腔科学会雑誌 1957；6（1）：74‐92.

35. 片田晴代，片田英憲，一色泰成．顎整形力による蝶形骨・鋤骨・口蓋骨の変形に関する力学的検討 三次元有限要素法による解析．歯科学報 2001；101（3）：293‐308.

36. 石田 昇．咬合力・咀嚼力および矯正力に対する頭蓋の力学的反応機構に関する実験的研究．歯科基礎医学会雑誌 1972；14（3）：323‐341.

37. 社団法人日本補綴歯科学会．有床義歯補綴治療のガイドライン．補綴誌 2007；52：12‐13.

おわりに

　本書において，歯科治療を行ううえで必要な基本資料採得から，補綴臨床を行ううえで必要な咬合の知識と診断方法，歯周組織と咬合力の関係，顎位と全身の調和までを，臨床例とともにイラストをまじえて解説しました．歯科治療は新しい時代を迎え，マイクロスコープを応用した歯内治療や歯周治療，修復治療，さらにデジタルデンティストリーの実践や，インプラント治療においても目覚ましい進化をとげています．そこで現在の歯科医師は，より専門的知識と技術の習得が求められてきています．そのなかで，歯科医療従事者は，専門的視点に偏りすぎることなく，患者さんの全体像を見ることが大切です．

　これからの歯科治療は，超高齢社会にきちんと向き合っていかないといけません．Chapter 1 で述べましたように，咬合育成や姿勢改善指導，う蝕予防などから，補綴・歯周治療，そして全身の調和を考えた咬合治療まで，患者さんのライフステージを考えた歯科治療がより大切になってきました．そして，40代からは，セカンドステージを考えた治療戦略が重要になります．最初に大きな治療を行う時点での患者さんの年齢や，再治療介入の必要が生じた際の対処法など，患者さんの経済的背景，健康状態などによって，治療方法は大きく変わってきます．そのため，これらのことを見据えた治療を行うことも大切です．冒頭にも述べましたが，歯科医療が，国民の生涯にわたり健康で生きがいのある人生をサポートできる重要な役割の一旦を担えるよう，筆者もこれからさらに研鑽を積んでいきたいと思っています．

　本書を執筆するにあたり，これまでの私の臨床家として，医療人として，多大なご指導をいただいた下川公一先生，糸瀬正通先生，KIRG の皆様，ともに学んできた STEP の皆様，多大なご協力とご尽力をいただいたクインテッセンス出版社長の北峯康充様，編集担当の赤石　学様，金　華燮様，そしていつも私の心の支えになって励ましてくれる妻，浩子に感謝します．

2019年 9 月

福岡市開業　医療法人 S&H 田中ひでき歯科クリニック　理事長

田中秀樹

索引

＜和文索引＞

あ

アーチファクト	54
アタッチメントロス	75, 111
アブフラクション	69
アンキローシス	77
アングルの分類	142
安静時唾液量	27
アンテリアガイダンス	68, 129
アンテリアカップリング	68, 129

い～お

イコライザー	134
ウィルソン湾曲	135
エイジング	27
エマージェンスプロファイル	109, 110
オーバーデンチャー	17

か

外傷性咬合	69, 78, 82, 107
外傷性咬合力	66, 79
外側靭帯	178
外側翼突筋	176
下顎	184
下顎位の定義	142
下顎管	59
下顎頭	185
顎二腹筋	176
カスピッドプロテクテッドオクルージョン	129
顎下腺唾液分泌量	27
加齢	27
冠状縫合	185
顔面頭蓋	176

き

キーパー	21
気管	185
頬骨	184, 185
頬骨弓	185
胸骨甲状筋	177
胸骨舌骨筋	177
矯正的挺出	166, 167
矯正力	79, 82
共同破壊因子	66

筋突起	185
筋膜トリガーポイントマッサージ療法	181

く

くさび状欠損	67
グラインディング	32
グラインディングタイプ	68, 74
クリーピング	110
クレンチング	32
クロージャーストッパー	134

け

茎状突起	185
頸椎	184, 185
茎突下顎靭帯	178
外科的再植術	166
血管内皮増殖因子	79
結合組織移植術	98
健康寿命	11
肩甲舌骨筋	177

こ

咬筋	176
抗菌的光線力学療法	95
咬合高径	138, 143
咬合性外傷	66, 75, 78
咬合調整	77, 80
咬合力	66
咬合力のコントロール	74
咬合力の診断	68
甲状舌骨筋	177
甲状軟骨	178, 185
咬頭嵌合位	133
咬頭干渉	78
後頭骨	184, 185
誤嚥性肺炎	13
ゴシックアーチ描記法	189
骨芽細胞	82
骨硬化像	67
骨質の分類	54
骨縫合	186
骨隆起	67
骨梁	43
コンタクトポイント	101

208

根面被覆術 97, 110

さ

最大咬合力 66
サブジンジバルカントゥア 109, 111
酸蝕 69

し

自家歯牙移植 75, 76
歯間空隙 118
歯冠-歯根長比 68
歯間乳頭 101
ジグリングフォース 66, 78
歯頸ライン 106
篩骨 184, 185
歯根膜 75, 82
歯根膜再生 93
歯根膜細胞 79
歯根膜組織 82
歯根膜組織の老化 27
歯根膜の活性化 79
歯根膜の再生 75
歯軸 106
歯周再生治療 79
矢状縫合 184
自然移動 66
自然挺出 66, 81
歯槽硬線 43, 47
歯槽骨頂線 43, 47
歯槽堤増大術 110
耳道 185
歯肉退縮 97, 102
歯肉のディスカラレーション 113
歯肉弁根尖側移動術 110, 167
シャーピー線維 76
習慣性閉口路利用法 189
修復期 82
順応性改造期 82
上顎骨 184
上顎前突 140
上顎洞 59
上顎洞底線 43
上下顎前歯の関係 142
鋤骨 184
神経筋療法 188
進行性 27

人生100年時代 10
深部マッサージ 181

す

垂直性骨吸収 82
垂直性骨欠損 81
垂直性歯根破折 164, 169
水平性歯根破折 164
睡眠時咬合力 66
スーパーボンド 169
スープラジンジバルカントゥア 109
ストリッピング 181
スピーの湾曲 135
3Dレンダリング画像 55

せ

成人矯正治療 97
生体恒常性 66
正中口蓋縫合 188
生物学的幅径 110, 118, 166
生理的咬合 126
生理的老化 27
セカンドステージ 15, 16
舌骨 185
舌骨下筋 177
舌癖 66
舌房 142
セメント芽細胞 82
セメント質肥大 27
前頭骨 184

そ

早期接触 78
側頭筋 176
側頭骨 184, 185
側頭線 185
咀嚼筋群 176
咀嚼システム 126
咀嚼能力 11, 13
損傷期 82

た

第二頸椎 178
タッピング 32

209

ち

力のコントロール 66
蝶下顎靱帯 178
蝶形骨 184, 185
蝶形骨体部 186
チョッパータイプ 68, 74
治療的咬合 126

つ

強い咬合力 66

て

ティッシュサポート 110, 111
天然歯のパフォーマンス 147

と

頭蓋冠縫合 189
頭頂骨 184, 185
トンネリングテクニック 98

な

内在性 27
内側翼突筋 176

に

乳様突起 184
ニューロマスキュラーセラピー 187, 188

ね

熱ショックタンパク 82

は

バーティカルストップ 68, 129
バイラテラルマニピュレーション法 189
破骨細胞 82
破骨細胞分化抑制因子 79
抜歯基準 156, 164, 171
パノラマエックス線写真 58, 60
ハミュラーノッチ 62, 63

ひ

鼻骨 184, 185
被曝線量 60
病的歯間離開 70
病的挺出 78
病的な移動 66

病的老化 27

ふ

フィニッシュライン 111
副靱帯 178
普遍性 27
ブラキシズム 32, 66, 67
ブラックトライアングル 100
フルバランスドオクルージョン 130
フレアアウト 90
プロビジョナルデンチャー 18, 23

へ

閉口筋群 176

ほ

ポイントセントリックオクルージョン 128
放射線量 51
ボーンハウジング 99, 106
ポステリアガイダンス 129

ま

マイクロサージェリー 102
マグネットデンチャー 19, 21, 24
マクロファージ 82
マトリックスメタロプロテアーゼ 79
マラッセの上皮遺残 82

み～も

未分化間葉細胞 82
ミューチュアリープロテクテッドオクルージョン 128
メカニカルストレス 75, 77, 78, 81, 82, 93
モーションアーチファクト 54

ゆ

有害性 27

ら

ライフステージ 10, 13
ラムダ状縫合 184

り

理想咬合 126
リンガライズドオクルージョン 130
輪状咽頭筋 178
輪状軟骨 185

る ～ ろ

涙骨 184, 185

レッドバンド 67

レトロモラーパッド 62, 63

ロケーター 17

ロングセントリック 128

＜欧文索引＞

A

Activity of Daily Living 13

ADL 13

Angle I級 140

Angle II級 140

Angle II級1類 140

Angle II級2類 140

Angle III級 140

antimicrobial photodynamic therapy 95

a-PDT 95

APF 111,167

Apically Positioned Flap 110

B

Blood vessels 79

C

CAF 148

Cementocyte 79

Class II/Division1 140

Class II/Division2 140

Collagen 79

Crown or Abutment Factor 148

Crown Root ratio 148

CRr 148

CTG 98

cusp to fossa 132

cusp to ridge 132

D ～ F

Deleteriousness 27

Dental Compression Syndrome 108

Envelope Technique 112

Fibroblast 79

H ～ L

heat shock protein 82

High-Crest 106

HSPs 82

Integrins 79

Intrinsicality 27

Low-Crest 106

M

MaGee法 143

Maynardの分類 110

MCAT Technique 102

Metalloproteinases 79

Modified Coronally Advanced Tunnel Technique... 102

Modified Papilla Preservation Technique 92

O

Odontoblast 79

OPG 79

Osteoblast 79

Osteoclasts 79

Osteocyte 79

osteoprotegerin 79

P ～ R

Progressiveness 27

Questionable Tooth 48,169

RANKL-RANKシグナル 79

RF 148

Root Factor 148

Root Quality 148

RQ 148

S

Simplied Papilla Preservation Flap 92

SPPF 92

Subgingival Contour 109

Supragingival Contour 109

T ～ V

Tissue Support 106

Tooth Performance 147,156

Universality 27

VEGF 79

W

Walkhoff小球利用法 189

Wills法 143

211

■著者略歴■

田中 秀樹(たなか　ひでき)

医療法人 S&H 田中ひでき歯科クリニック理事長
歯学博士

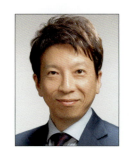

1987年　九州大学歯学部卒業
1990年　福岡市開業
2018年　九州大学歯学部臨床教授
日本口腔インプラント学会専門医
日本歯周病学会専門医
日本顎咬合学会指導医
スタディーグループ STEP 主宰
KIRG 会員
経基臨塾会員

QUINTESSENCE PUBLISHING
日本

ビジュアル 臨床補綴・歯周治療のマネジメント
「咬合」と「天然歯のパフォーマンス」の調和

2019年11月10日　第1版第1刷発行

著　　者　田中秀樹

発 行 人　北峯康充

発 行 所　クインテッセンス出版株式会社
　　　　　東京都文京区本郷3丁目2番6号　〒113-0033
　　　　　クイントハウスビル　電話(03)5842-2270(代表)
　　　　　　　　　　　　　　　(03)5842-2272(営業部)
　　　　　　　　　　　　　　　(03)5842-2279(編集部)
　　　　　web page address　https://www.quint-j.co.jp/

印刷・製本　サン美術印刷株式会社

©2019　クインテッセンス出版株式会社　　　禁無断転載・複写
Printed in Japan　　　　　　　　　落丁本・乱丁本はお取り替えします
ISBN978-4-7812-0712-4　C3047　　　定価はカバーに表示してあります